中医历代名家学术研究丛书

主编 潘桂娟

沈金鳌

蔺焕萍 董鸿志 编著

Academic Research Series of Famous Doctors of Traditional Chinese Medicine through the Ages

"十三五"国家重点图书出版规划项目

中国中医药出版社

·北京·

图书在版编目（CIP）数据

中医历代名家学术研究丛书.沈金鳌/潘桂娟主编；蔺焕萍，董鸿志编著.—北京：中国中医药出版社，2017.9
ISBN 978-7-5132-4373-5

Ⅰ.①中…　Ⅱ.①潘…　②蔺…　③董…　Ⅲ.①沈金鳌（1717-1776）—人物研究　Ⅳ.① K826.2

中国版本图书馆 CIP 数据核字（2017）第 181691 号

中国中医药出版社出版

北京市朝阳区北三环东路 28 号易亨大厦 16 层
邮政编码　100013
传真　010 64405750
河北新华第二印刷有限责任公司印刷
各地新华书店经销

开本 880×1230　1/32　印张 8　字数 205 千字
2017 年 9 月第 1 版　2017 年 9 月第 1 次印刷
书号　ISBN 978 – 7 – 5132 – 4373 – 5

定价　45.00 元
网址　www.cptcm.com

社 长 热 线　010-64405720
购 书 热 线　010-89535836
维 权 打 假　010-64405753

微信服务号　zgzyycbs
微商城网址　https://kdt.im/LIdUGr
官 方 微 博　http://e.weibo.com/cptcm
天猫旗舰店网址　https://zgzyycbs.tmall.com

如有印装质量问题请与本社出版部联系（010-64405510）

项目来源及国家重点图书出版计划

2005 年度国家"973"计划课题"中医理论体系框架结构与内涵研究"（编号：2005CB532503）

2009 年度科技部基础性工作专项重点项目"中医药古籍与方志的文献整理"（编号：2009FY120300）子课题"古代医家学术思想与诊疗经验研究"

2013 年度国家"973"计划项目"中医理论体系框架结构研究"（编号：2013CB532000）

国家中医药管理局重点研究室"中医理论体系结构与内涵研究室"建设规划

"十三五"国家重点图书、音像、电子出版物出版规划（医药卫生）

前言

中医理论肇始于《黄帝内经》《难经》，本草学探源于《神农本草经》，辨证论治及方剂学发轫于《伤寒杂病论》。在此基础上，历代医家结合自身的思考与实践，提出独具特色的真知灼见，不断革故鼎新，充实完善，使得中医药学具有系统的知识体系结构、丰富的原创理论内涵、显著的临床诊治疗效、深邃的中国哲学背景和特有的话语表达方式。历代医家本身就是"活"的学术载体，他们刻意研精，探微索隐，华叶递荣，日新其用。因此，中医药学发展的历史进程，始终呈现出一派继承不泥古、发扬不离宗的繁荣景象。

中国中医科学院中医基础理论研究所，自 2008 年起相继依托 2005 年度国家"973"计划课题"中医学理论体系框架结构与内涵研究"、2009 年度科技部基础性工作专项重点项目"中医药古籍与方志的文献整理"子课题"古代医家学术思想与诊疗经验研究"、2013 年度国家"973"计划项目"中医理论体系框架结构研究"，以及国家中医药管理局重点研究室"中医理论体系结构与内涵研究室"建设规划，联合北京中医药大学等 16 所高等院校及科研和医疗机构的专家、学者，选取历代具有代表性或学术特色突出的医家，系统地阐释与解析其代表性学术思想和诊疗经验，旨在发掘与传承、丰富与完善中医理论体系，为提升中医师理论水平和临床实践能力和水平提供参考和借鉴。本套丛书即是此系列研究阶段性成果总结而成。

综观历史，凡能称之为"大医"者，大都博览群书，学问淹博赅洽，集百家之言，成一家之长。因此，我们以每位医家独立成书，尽可能尊重原著，进行总结、提炼和阐发。此外，本丛书的另一个特点是，将医家特色学术观点与临床实践相印证，尽可能选择一些典型医案，用以说明理论的实践价值，便于临床施用。本丛书现已列入《"十三五"国家重点图书、音像、电子出版物出版规划》中的"医药卫生"重点图书出版计划，并将于"十三五"期间完成此项出版计划，拟收载历代102名中医名家，总字数约1600万。

丛书各分册作者，有中医基础学科和临床学科的资深专家、国家及行业重点学科带头人，也有中青年教师、科研人员和临床医师中的学术骨干，分别来自全国高等中医院校、科研机构和临床单位。从学科分布来看，涉及中医基础理论、中医各家学说、中医医史文献、中医经典及中医临床基础、中医临床各学科。全体作者以对中医药事业的拳拳之心，共同努力和无私奉献，历经数年成就了这份艰巨的工作，以实际行动切实履行了传承、运用、发展中医药学术的重大使命。

在完成上述科研项目及丛书撰写、统稿与审订的过程中，研究团队暨编委会和审订委员会全体成员，精益求精之心始终如一。在上述科研项目负责人、丛书总主编、中国中医科学院中医基础理论研究所潘桂娟研究员主持下，由常务副主编张宇鹏副研究员、陈曦副研究员及各分题负责人——翟双庆教授、刘桂荣教授、郑洪新教授、邢玉瑞教授、钱会南教授、马淑然教授、文颖娟教授、陆翔教授、杨卫彬研究员、崔为教授、柳亚平副教授、江泳副教授、王静波博士等，以及医史文献专家张效霞副教授，分别承担或参与了团队的组织和协调，课题任务书和丛书编写体例的起草、修订和具体组织实施，各单位课题研究任务的落实和分册文稿编写和审订等工作。编委会还多次组织工作会议和继续教育项目培训，组织审订委员会专家复审和修订；最终由总主编逐册复审、修订、统稿并组织作者再次修订各分册文稿。自 2015 年 6 月开始，编委会将丛书各分册文稿陆续提交中国中医药出版社，拟于 2019 年 12 月之前按计划完成本套丛书的出版。

2016 年 3 月，国家中医药管理局颁布了《关于加强中医理论传承创新的若干意见》，指出"加强对传承脉络清晰、理论特色鲜明的古代医家的学术思想研究，深入研究中医对生命、健康与疾病认知理论，系统总结中医养生保健、防病治病理论精华，提升中医理论指导临床实践和产品研发的能力，切实传承中医生命观、健康观、疾病观和预防治疗观"。上述项目研究及丛书的编写，是研究团队对国家层面"加强中医理论传承与创新"号召的积极响应，体现了当代中医学人敢于担当的勇气和矢志不渝的追求！通过此项全国协作的系统工程，凝聚了中医医史、文献、理论、临床研究的专门人才，培育了一支专业化的学术队伍。

在此衷心感谢中国中医科学院及其所属中医基础理论

研究所、中医药信息研究所、研究生院，以及北京中医药大学、陕西中医药大学、山东中医药大学、云南中医学院、安徽中医药大学、辽宁中医药大学、浙江中医药大学、成都中医药大学、湖南中医药大学、长春中医药大学、黑龙江中医药大学、南京中医药大学、河北中医学院、贵阳中医药大学、中日友好医院等16家科研、教学、医疗单位，对此项工作的大力支持！衷心感谢中国中医药出版社有关领导及华中健编审、伊丽萦博士及全体编校人员对丛书编写及出版的大力支持！

本丛书即将付梓之际，百余名作者感慨万千！希望广大读者透过本丛书，能够概要纵览中医药学术发展之历史脉络，撷取中医理论之精华，传承千载临床之经验，为中医药学术的振兴和人类卫生保健事业做出应有的贡献！

由于种种原因，书中难免有疏漏之处，敬请读者不吝批评指正，以促进本丛书不断修订和完善，共同推进中医药学术的继承与发扬！

《中医历代名家学术研究丛书》编委会

2016 年 9 月

凡例

一、本套丛书选取的医家，均为历代具有代表性或特色学术思想与临床经验的名家，包括汉代至晋唐医家 6 名、宋金元医家 18 名、明代医家 25 名、清代医家 46 名、民国医家 7 名，总计 102 名。每位医家独立成册，旨在对医家学术思想与诊疗经验等内容进行较为详尽的总结阐发，并进行精要论述。

二、丛书的编写，本着历史、文献、理论研究有机结合的原则，全面解读、系统梳理和深入研究医家原著，适当参考古今有关该医家的各类文献资料，对医家学术思想和诊疗经验，加以发掘、梳理、提炼、升华、概括，将其中具有理论意义、实践价值的独特内容阐发出来。

三、丛书在总体框架上，要求结构合理、层次清晰；在内容阐述上，要求概念正确、表述规范，持论公允、论证充分，观点明确、言之有据；在分册体量上，鉴于每个医家的具体情况不同，总体要求控制在 10 万～20 万字。

四、丛书每一分册的正文结构，分为"生平概述""著作简介""学术思想""临证经验"与"后世影响"五个独立的内容范畴。各分册将拟论述的内容按照逻辑与次序，分门别类地纳入以上五个内容范畴之中。

五、"生平概述"部分，主要包括医家姓名字号、生卒年代、籍贯等基本信息，时代背景、从医经历以及相关问题的考辨等。

六、"著作简介"部分，逐一介绍医家的著作名称（包括现存、已经亡佚又经后人辑复的著作）、卷数、成书年代、主要内容、学术价值等。

七、"学术思想"部分，分为"学术渊源"与"学术特色"两部分进行论述。前者重在阐述医家之家传、师承、私淑（中医经典或前代医家思想对其影响）关系，重点发掘医家学术思想的历史传承与学术渊源；后者主要从独特的学术见解、学术成就、学术特点等方面，总结医家的主要学术思想特色。

八、"临证经验"部分，重点考察和论述医家学术著作中的医案、医论、医话，并有选择地收集历代杂文笔记、地方志等材料，从中提炼整理医家临床诊疗的思路与特色，发掘、总结其独到的诊治方法。此外，还根据医家不同情况，以适当方式选录部分反映医家学术思想与临证特色的医案。

九、"后世影响"部分，主要包括"学术影响与历代评价""学派传承（学术传承）""后世发挥"和"国外流传"等内容。其中，对医家的总体评价，重视和体现学术界共识和主流观点，在此基础上，有理有据地阐明新见解。

十、附以"参考文献"，标示引用著作名称及版本。同时，分册编写过程中涉及的期刊与学位论文，以及未经引用但能体现一定研究水准的期刊与学位论文也一并列出，以充分体现对该医家研究的整体状况。

十一、附以丛书全部医家名录，依照年代时间先后排列，以便查检。

十二、丛书正文标点符号使用，依据《中华人民共和国国家标准标点符号用法》（GB/T 15834–2011）。医家原书中出现的俗字、异体字等一律改为简化正体字，个别不能对应简化字的繁体字酌予保留。

《中医历代名家学术研究丛书》编委会

2016 年 9 月

内容提要

　　沈金鳌，字芊绿，晚号尊生老人，生于清康熙五十六年(1717)，卒于乾隆四十一年(1776)；江苏无锡城内西水关堰桥人，清代著名医家；其代表性著作为《沈氏尊生书》，其中包括《脉象统类》《诸家主病诗》《杂病源流犀烛》《伤寒论纲目》《妇科玉尺》《幼科释谜》《要药分剂》等。沈金鳌以《黄帝内经》为本，尊古而不泥古，广征博引各家学说，阐明杂病学术源流；临证重视脉法，以脉取证；重视培补脾胃，注重情志，善调气血，于养生也有深入的研究。本书主要内容包括沈金鳌的生平概述、著作简介、学术思想、临证经验、后世影响等。

　　沈金鳌,字芊绿,晚号尊生老人,生于清康熙五十六年(1717),卒于乾隆四十一年(1776);江苏无锡城内西水关堰桥人,清代著名医家;其著作《沈氏尊生书》,包括《脉象统类》《诸家主病诗》《杂病源流犀烛》《伤寒论纲目》《妇科玉尺》《幼科释谜》《要药分剂》等。沈金鳌以《黄帝内经》(以下简称《内经》)为本,尊古而不泥古,广征博引各家学说,阐明杂病学术源流;临证重视脉法,以脉取证;重视培补脾胃,注重情志,善调气血,于养生也有深入的研究。

　　通过对中国知网(CNKI)、读秀学术搜索等多个数据库检索,收集到有关沈金鳌的期刊论文130余篇,沈金鳌著作校注本7部,引用沈金鳌相关论述的著作有170多部。期刊论文,多数属于对沈金鳌学术方面某个问题的探讨,其中以某种或某类疾病的研究居多。目前,尚未见到有关沈金鳌的学术研究专著出版。有鉴于此,笔者对沈金鳌的学术思想和诊疗特点进行了比较全面而系统的梳理与研究,先宏观研究其学术思想及遣方用药特点,再从内、外、妇、儿四方面总结其临证经验,以期全面地呈现沈金鳌的学术思想和临床诊疗特点。

　　本书对沈金鳌学术思想的总结,在阐明其学术源流的基础上,分为内科、外科、妇科、儿科、养生以及用药等方面加以论述,详尽而不凌乱;临证经验部分,则按肺、脾胃、肾、心、肝、其他、妇科、儿科、外科等加以论述,相应疾病归纳到以上九大类中,以便读者阅读和总结。对于每种疾病,先按病因病机、辨证论治、治则治法进行整体概括，然后对每个疾病进行详细论述。在临证经验部分，还介绍了沈金鳌的部分医案并附以按语，进而阐述沈金鳌的用药特点及学术思想。医案部分，主要根据《沈芊绿医案》对零散的医案方药进行梳理，总结其遣方用药规律。

本项研究以1999年中国中医药出版社出版、田思胜主编的《沈金鳌医学全书》（《明清名医全书大成》）为参考，参以1996年中医古籍出版社出版、张慧芳和王亚芬点校的《妇科玉尺》，同时参考了其他相关著作及现代论文。

本书作者蔺焕萍负责编写学术思想、临证经验部分，董鸿志负责编写儿科部分。感谢马新红、周晓燕、吝庚戌提供部分检索资料。

在此衷心感谢参考文献的作者以及支持本项研究的各位同仁！

陕西中医药大学　蔺焕萍　董鸿志

2015年6月

目录

沈金鳌

生平概述

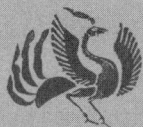

沈金鳌，字芊绿，晚号尊生老人，生于清康熙五十六年（1717），卒于乾隆四十一年（1776）；江苏无锡城内西水关堰桥人，清代著名医家；其代表性著作为《沈氏尊生书》，其中包括《脉象统类》《诸家主病诗》《杂病源流犀烛》《伤寒论纲目》《妇科玉尺》《幼科释谜》《要药分剂》等。沈金鳌以《内经》为本，尊古而不泥古，广征博引各家学说，阐明杂病学术源流；临证重视脉法，以脉取证；重视培补脾胃，注重情志，善调气血，于养生也有深入的研究。

一、时代背景

中医学术在明清时期发展的最大特点，就是学科的日益细化和温病学的诞生。清代温病学说，是在金元时代和明代基础上逐渐发展起来的，形成了完整的理论和临床诊疗体系，理法方药完备，从而别出伤寒而另成一家。温病学说既补充了伤寒学术体系的不足，又完善了医学中关于外感热病方面的理论、临床诊疗和预防。这一时期，涌现出温病学派的代表人物，如叶天士、薛雪、吴鞠通、王孟英等，为温病学说的完善贡献良多；在西医抗生素发明之前，创造了人类治疫的奇迹。

沈金鳌致力于医学时，已经是乾隆中叶，中医理论与临床各科已经发展的比较完善，温病学派已经形成。在这一背景之下，沈金鳌又广泛吸收了《灵枢》《素问》以及宋金元及明代诸家的学术精华；其临证治病，因病用方，参照脉证，结合自己的经验，遵古而不泥古，继承之中有创新，总结自己的经验方，对寒温攻补无所偏主。沈金鳌诊治温病的方案虽不多见，然其阐发经义之处，却可与温病学家不相伯仲。沈金鳌在中医治疗杂病方面的贡献，不亚于叶天士、薛雪等诸家。

二、生平纪略

　　沈金鳌之父沈赓风，有四个儿子，沈金鳌为兄长。徐寄鸥访其裔孙沈谓后，在《沈金鳌先生传略》中叙述，沈金鳌有一子，名为莲。

　　沈金鳌一生志趣高尚，其在《沈氏尊生书》序中说："吾辈读书，无论事之巨细，皆当怀利济天下之心，非沾沾于制举文字，博功名、便一己为也。"又说："昔人云：'不为良相，当为良医'，余将以技济人也。""医系人之生死，凡治一症，采一方，用一药，在立法著书者，非要于至精至当则贻误后世，被其害者必多；在读书用法者，非审于至精至当，则冒昧从事，被其害者更多。"当时有名士周文俊，患肝病，医生误作湿治，投以燥劫之药，拖延20余日，以至咽干舌涸，齿腭皆黑，日夜不能入睡，自认为必死无疑。沈金鳌见其口干舌缩，两手在胸中扒搔不停，搔得皮碎肉烂。经望舌按脉，认为以前医生都诊治失误，因周文俊本患热病，而医生却为他用热药医治，犹如抱薪救火。沈金鳌力排众议，另开清火平肝方药一剂，周文俊服药后即迷糊入睡，不久病愈。由于其治病如神，乡人尊称沈金鳌为"再平"（即古代名医张方平 ① 再世）。

　　沈金鳌40岁以前，专志儒书，举孝廉，屡试不进。四十岁以后，专攻医学，师从于孙庆曾。孙庆曾与叶天士为同学，医术颇精。沈金鳌因看到

---

① 张方平是宋代贤明宰相，丰功伟绩，世人罕见。

当时的很多医书或有证而无方，或有方而无证，或讲脉而不论药，或论药而不讲脉，医学真谛往往存在于残编剩简之中，于是积数十年功，采集前人之说，探理明义；参以实践经验，修正考订，编成《沈氏尊生书》。其成书年月，为乾隆三十八年癸巳（1773），是年沈金鳌57岁。他认为"人之生至重，必知其重而有以尊之，庶不致草菅人命"，故以"尊生"为书名。

沈金鳌严谨治学，务在求实。如上所述，他认为医书或论证而无方，或有方而无证，或讲脉而不讲药，或讲药而不讲脉，道理往往见于残编剩简之中。沈金鳌的医学成就，集中地反映在他所著的《沈氏尊生书》中，其中也充分体现了他的治学态度和治学精神。他认为"必得所传授，亲习其事"，"皆确凿可据"者，然后笔之于书，不作"浮光掠影之谈"及"臆测傅会之语"。

《沈氏尊生书》包括《脉象统类》《诸家主病诗》《杂病源流犀烛》《伤寒论纲目》《妇科玉尺》《幼科释谜》《要药分剂》等。另据《全国中医图书联合目录》记载，尚有《痧胀源流》《痧症燃犀照》《沈芊绿医案》《妇婴三书》四种，经考证认为，或系伪作，或为他人述辑。

《沈芊绿医案》内题《沈芊绿先生医案》。据此，认为该书或为其弟子所辑。成书年代不明，因未编入《沈氏尊生书》而不受人关注，流布不远。该书现存润德堂抄本，藏江苏省镇江市图书馆，不分卷，字迹清晰，保存完好。

沈金鳌笃志博闻，钻研不倦，不囿于一派一系。《沈氏尊生书》引用历代各科名医著作达82种。沈金鳌在全面地继承前人学术成就的基础上，并结合自己的深切体会，经过系统整理而撰成这部杂病名著。内容丰富，分类清楚，论述较为完备，是学习与研究临证各科较有价值的参考书。

沈金鳌在其著作中，对中医理论、诊法、内、儿、妇各科临床证治均有论述，条理井然；强调对温补、寒攻不存偏主，而是因病投药，对临床各科都有参考意义。重视气功疗法，也是该书的一大特点，在46种病证之后，分别辑录了不同的导引运动方法。其内容从脏腑杂病到五官身形疾患，从风、痨、臌、膈四大难症到头痛、感冒等常见病，为研究气功导引提供了宝贵的文献资料，对健身之术和预防医学都有一定的贡献。

沈金鳌

著作简介

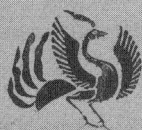

《沈氏尊生书》刊于清乾隆三十八年（1773）至乾隆三十九年（1774），刊刻完毕于乾隆三十九年十二月或之后。据《沈氏尊生书》总自叙所载："乾隆三十八年癸巳季夏上浣芊绿沈金鳌自书"，可知其书稿成于乾隆三十八年（1773）。此书包括《脉象统类》1卷、《诸脉主病诗》1卷、《杂病源流犀烛》30卷、《伤寒纲目》18卷、《妇科玉尺》6卷、《幼科释谜》6卷、《要药分剂》10卷，计7种、72卷，总称《沈氏尊生书》。

一、《脉象统类》

《脉象统类》，1卷，成书于乾隆三十八年（1773）。此书共论二十七脉，并以浮、沉、迟、数、滑、涩六脉为纲。其他各脉分类归属于六脉之下，区分主脉与类似脉异同点。其中，将洪、芤、弦、虚、濡、长、散七脉统于浮；短、细、实、伏、牢、革、代七脉统于沉；微、弱、缓、结统于迟；紧、促、动统于数，滑涩二脉以其自身二脉的特殊性，平列于浮沉迟数诸脉，以为六纲，纲目清晰，层次分明。对每一脉象，又论其所主之候，又分左右两手，寸关尺三部，分别论其所主病证，配以兼脉，说明其所主之病。

二、《诸脉主病诗》

《诸病主病诗》，1卷，成书于乾隆三十八年（1773）。沈金鳌认为，所撰《脉象统类》中各脉所主之病已详，但琐碎无文义相贯，难以记识。指出李时珍《濒湖脉学》"各有主病歌辞，然只言其梗概"，即比较简略，乃仿《濒湖脉学》，采用歌诀体，撰二十七脉主病诗而为本书。其目的在于，读者能将《脉象统类》与本书合参，"则某脉主某病，某病合某脉""洞然于中"。全书篇幅不多，仍以浮、沉、迟、数、滑、涩六脉为纲，统领诸脉。主病诗则取七言歌诀，便于记诵。

三、《杂病源流犀烛》

《杂病源流犀烛》，共 30 卷，成书于乾隆三十八年（1773）。书中分脏腑、奇经八脉、六淫、内伤外感、面部、身形六门，分列诸病证治。书中论述了肺病、咳嗽哮喘、肿胀、泄泻等共 92 种病证的源流。每一病证源流中又分某一具体病证；在论述每一种病证时，均进行系统阐述，首辨析其病证，确定其概念；然后辨明其生理、病机；再言其治法、所用方剂；后汇列名家论述及方药制服方法。如"肺病源流"1 篇，总论手太阴肺脉流行、肺的生理、病机及病证治法，历代诸家论述肺病的脉法、肺病证、肺病间甚、肺病治法、肺绝候、肺气滞涩保养法；次论肺胀、肺痿、肺痈、息贲证的证治源流及相关资料；再列出肺病诸药要品及治疗肺病的方剂，对某一具体病证亦分列出相应治疗方剂，如治肺胀方五、治肺痿方七、治肺痈方六等。体例新颖，条理清楚，叙论得当。

四、《伤寒论纲目》

《伤寒论纲目》，共 18 卷，成书于乾隆三十九年（1774）。卷首冠以总论，分为脉证、六经主证、阴阳、表里、传变、愈解 6 篇；自卷一至卷十五，编列张仲景《伤寒论》原文为纲，选辑后世医家"其语尤精且当者"注解为目，其分属六经次第者，则以柯琴之说为主；其不得分属六经者，如伤寒后证、伤寒所属诸病、辨脉法、平脉法等悉列于后。如此排列，沈金鳌自认为虽有剪缀之嫌，却可揭示张仲景《伤寒论》辨证之旨。同时，沈金鳌认为，《伤寒论》所论伤寒病证不全，为王叔和编次之误，于是取《金匮要略》之书属伤寒证者补之。其发先旨之微奥，于后世伤寒更加翔实、精当。

五、《幼科释谜》

《幼科释谜》，共6卷，成书于乾隆三十九年（1774），分列二十四门。卷一总论，叙述了儿科诊断大法；卷二论述了痫痉、疳积、发热烦躁、伤寒、麻疹、疟疾等6个门类疾病的证治；卷三主要论述黄疸、水肿、腹痛腹胀、痞结积癖、食积、吐泻、痢疾等7个门类病证；卷四主要论述感冒、痰涎、咳嗽哮喘、啼哭汗、耳目鼻口舌齿咽喉、大小二便、脱肛肛痒、丹毒等9个门类病证；卷五卷六主要论述诸病应用方，两卷共收载应用方剂394首，各注四言韵语1首，探源析流，阐明医理，简明扼要，极便记诵，且每证均有前人议论，以相发明，选择精当，皆可取法；末二卷，则收集应用诸方，以备应用。

六、《妇科玉尺》

《妇科玉尺》，共6卷，成书于乾隆三十九年（1774），共分求嗣、月经、胎前、临产、产后、带下、崩漏、妇女杂病9篇。每篇先作概论，叙述凡属各该门的证候概要，次列脉法，再就该门举出主要病证，录述前人理论和治法，或详或略，恰当适用，间有自己对各篇的见解和用方。后汇录方剂，以备随候采用。

七、《要药分剂》

《要药分剂》，共 10 卷。此书序言中无时间落款，但由上文得知《要药分剂》一书定稿更晚，当在乾隆三十九年（1774）之后。因此，此书最早刊刻年代应不早于乾隆三十九年（1774）。此书选用常用药物 400 余种，按宣、通、补、泻、轻、重、滑、涩、燥、湿分类，分编为 10 卷，每药首列主治功用，次区别药性归经，后录前人精切议论，再列使用禁忌，最后为炮制方法，博采详审，取精用宏，为药剂简略精华本。对每一种药物详列前人议论，凡是作者本人所述，则用"鳌按"字附之于后。既遵经据典，又兼取后世诸家之长，且能阐发己见。

此外，沈金鳌在诗文方面，著有《芊绿堂文稿》《尚书随笔》《毛诗随笔》10 卷，《易经随笔》10 卷，《体画吟》2 卷，《大学原》《左选列国》16 卷，《楚词笺》2 卷，《离骚读》《屈辞名物汇考》4 卷，《金石词例》4 卷，《试律韶音》4 卷，《唐诗发蒙》4 卷，《文赋诗词稿》14 卷等。

沈金鳌

学术思想

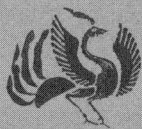

一、学术渊源 🦢

沈金鳌在《沈氏尊生书》中引用的书目多达82种，如《内经》《难经》《脉经》《金匮要略》《备急千金要方》《千金翼方》《仁斋直指方》《铜人针灸图经》《南阳活人书》《世医得效方》《本草纲目》《医学入门》《保生秘要》《喉科秘传》《疡科选粹》《济阴纲目》《温疫论》《叶氏医案》等，涉及内、外、妇、儿、针灸、养生各科医籍。另外，尚引用如《中庸》《论语》等儒家经书。其主要思想源于《内经》《难经》《伤寒杂病论》；脉法以《脉经》《濒湖脉学》《内经》为纲；养生保健思想源于《保生秘要》，接受了业师孙庆曾的传承，还完善了"脾统四脏"说。

（一）论疾病继承中医经典理论

1. 提出"脾统四脏"

韩天雄等所作的《"脾统四脏"的学术思想与临床实践》一文，引颜德馨教授的观点，认为"脾统四脏"这一理论最早由清朝沈金鳌创立，在后世得以发挥。从而把沈金鳌作为"脾统四脏"理论的学术创始人。

沈金鳌的"脾统四脏"理论，有一定的学术背景，可以追溯到《内经》《周易》等。如《素问·玉机真脏论》曰："脾脉者，土也，孤脏以灌四旁者也。"张仲景指出"四季脾旺不受邪"，是指脾不主时而分旺四季，脾胃不虚则肝心肺肾气旺，不为外淫所侮，寓有治本之意。李东垣在《内经》理论的基础上指出："元气之充足，皆由脾胃之气无所伤，而后能滋养元气；若胃气之本弱，饮食自倍，则脾胃之气既伤，而元气亦不能充，此诸病之所由生也。"并进一步提出"内伤脾胃，百病由生"的论点。沈金鳌在《杂病源流犀烛》中说道："盖脾统四脏，脾有病，必波及之，四脏有病，亦必待养于脾，故脾气充，四脏皆赖煦育，脾气绝，四脏不能自生。昔人云，后天之本绝，较甚先天之根绝，非无故也。凡治四脏者，安可不养脾哉？"提出了"脾统四脏"的学术思想。

2. 辨析疾病源流

沈金鳌阐述疾病多遵《内经》《伤寒论》。如《杂病源流犀烛》论述疾病时，于每篇源流之下，首列《灵枢·经脉篇》的十二经脉起止循行及某经之气血多少，再以《内经》《难经》的脏腑学说以澄其源，再用后世各家论述来析其流。例如，在《杂病源流犀烛》中，论述咳嗽发于五脏移于六腑，沈金鳌引用《内经》之论，在主证的基础上加引经药治之。如"经曰：肺咳之状，喘息有音，甚则唾血宜以肺经药治之，如桔梗、贝母、瓜蒌、桑皮、苏子、花粉等。咳不已，大肠受之，咳则遗尿引上加升麻，引下加大黄。主治余粮汤。"（《杂病源流犀烛·卷一·咳嗽哮喘源流》）。在治疗水肿时，沈金鳌引用《内经》之论，对水之原做了论述，提出水虽制于脾，实主于肾，与肺、脾、肾关系密切，并提出了水肿的病因病机。其云："经曰：三阴结，谓之水。三阴者，太阴脾也，太阴为六经之主。三阴邪结，则坤土不能运精，如是而二阴肾独主里，而气更盛，反来侮土，故气盛阳不得入。阳不得入，则肺气不得通调，斯寒水不行而壅，故成水肿之病。"（《杂病源流犀烛·卷五·肿胀源流》）

沈金鳌在《杂病源流犀烛》中，论述了肺病、咳嗽哮喘、胃痛、肿胀病等92种病证的源流。广泛引用张仲景等各家论述，论伤寒，言杂病，明脉法，详药性，分门别户，各有师承。其认为诸子百家流派不一，而汇于是，未尝北辙南辕，但因其为同一病证，本质则一，推其源，莫不源于《内经》《难经》《伤寒论》。于是汇列诸家之说，以揭示其辨证施治规律。可见，沈金鳌的学术思想是建立在《内经》和《伤寒论》的基础上，并综合各家之说，博采诸家之长，全面完整地论证了各病的施治方法。

（二）论脉法源于《内经》《脉经》《濒湖脉学》

《杂病源流犀烛》每篇论述疾病源流都附有脉法，而这些脉法的源流大部分都来自《内经》《脉经》《濒湖脉学》。如在《杂病源流犀烛·诸痹源流》中第一条脉法，引用了《脉经》"脉涩而紧为痹痛"。《濒湖脉学》曰："风寒湿气合而为痹，浮涩而紧，三脉乃备。"在《杂病源流犀烛·肿胀源流》脉法部分，引用《内经》曰："其脉大坚以涩者，胀也。""脉盛而紧曰胀。"脉诀曰："胀满脉弦，脾制于肝，洪数热胀，迟弱阴寒，浮为虚满，紧则中实，浮则可治，虚则危急。"《脉经》曰："水病脉大者可治，微细者不可治；水病腹大如鼓，实者生，虚者死。"可见沈金鳌重视脉法，且以《内经》《脉经》《濒湖脉学》为纲。

（三）论导引法源于《保生秘要》

《保生秘要》为明·曹士珩著，原书已佚失。是继隋巢元方《诸病源候论》之后，记载医疗导引术最为详备的典籍。其所论病证多达百余种、功法包括存想、用意、行气、吐纳、导引、按摩、咽津等，富有创造性。其中，很多行气导引的术语、概念、方法、技术，如"南北规中引""归元""艮背法""行庭""绦法"等，都罕见于其他医典道经。该书在气功导引发展史上占有重要地位。

在《杂病源流犀烛》中，有《保生秘要》的部分内容。如《杂病源流犀烛·卷九·大便秘结源流》"运功"中，引用《保生秘要》曰："左手抚脐，用意推旋开五脏，向后落大肠，九曲行去，或升肾水洗润大肠九曲而通泻之。"在《杂病源流犀烛·卷一·咳喘源流》曰："伸足坐定双捏儿诀，用力撑起，低头躬身渐下，以两手扳足尖三次，随原诀用力仰起，次咽津下降幽阙。如此躬法二十四回，养静半香效。"可见其导引运动方法来源于《保生秘要》。

（四）传承业师学术经验

孙庆曾为沈金鳌之师，沈金鳌的学术思想受业师影响较大。如其论肿胀时，谈到业师擅长用五苓散。其云："先生治人水病，无不用五苓散加减，无不应手而愈。"又云："胀肿门，惟水病难治，其人必真火衰微，不能化生脾土，故水无所摄，泛溢于肌肉间，法惟助脾扶火，足以概之。而助脾扶火之剂，最妙是五苓散。肉桂以益火，火暖则水流。白术以补土，土实则水自障，茯苓、猪苓、泽泻以引水，则水自渗泄而可不为患。"（《杂病源流犀烛·卷五·肿胀源流》）

在《杂病源流犀烛·卷九·厥证源流》中，沈金鳌引用业师之说，指出："厥症有数种，总在肝风痰火，龙雷之火上冲作厥；相火上冲，阳明气塞作厥；胆怯心虚，痰火气闭作厥；元虚气逆作厥；风邪寒闭作厥。古人又有尸厥、痰厥、风厥、寒厥、痉痓、痫、角弓反张皆似厥，极惊人，极难辨识得真，勿惊忙，候脉息面色，看清动作厥状而治之。大指掐拳内凶，掐拳外轻，脉大浮洪有力易醒，脉细沉伏数急不连贯凶，面青、环口青、唇白、鼻青孔黑、人中吊危。"

沈金鳌还在《杂病源流犀烛·卷三十·跌仆闪挫源流》中，罗列了业师所传四方："脑伤方"即时急救方，是蒙古医法，沈金鳌认为最妙；"熏拓方"专治跌仆闪挫，筋缩，骨出白不入；"神效方"专治跌打损伤及金疮，大效，并一切恶疮恶疖亦治；"跌伤方"专治跌伤筋骨痛，不能行步，服之神效。

二、学术特色

（一）内科

沈金鳌内科学术思想集中体现在《杂病源流犀烛》中。其所言杂病，范围极广，不分内伤外感，无论什么原因，凡发生于皮毛、肌肉、经脉、脏腑的病证，在辨证和治疗方面极易杂乱混淆，皆归为杂病。如内伤有肺病、脾病、心病等源流，外感有风病、寒病、瘟疫等源流，小儿科有疹子、痧胀源流，外科有痈疽、跌仆闪挫、金疮杖伤等源流，以及耳鼻咽喉五官病源流等。每证均先论源流，以阐明病证的生理、病机，再汲取各家之说，间附沈金鳌的见解，概要论述脉法、病因、证治，末附治方，并附列导引运功等保健之法。

1. 详辨病因病机

（1）溯其源流，详细辨析

《杂病源流犀烛》中对疾病分类，首列脏腑门，并云："脏腑先后之次，则以脏腑经脉之连属为主，如肺脉注于手阳明大肠，大肠脉注于足阳明胃，胃脉注于足太阴脾，故以为次也。"在编排体例上，以经脉流注为次第。在论述疾病方面，于每篇源流之下首列《灵枢·经脉》篇的十二经脉起止循行及某经之气血多少，再以《内经》《难经》的脏腑学说以澄其源，并采后世各家论述来析其流。在论述每一种病证时，均进行系统整理，首先辨析其病证，明确其概念，然后论述其生理、病机，并阐述其治法、所用方剂，最后汇列名家论述及方药制服方法。

如《杂病源流犀烛·卷十五·痢疾源流》中首先论述了痢疾的定义，认为痢疾是由于湿热壅郁、气血凝滞于胃肠的一种疾病。认为诸痢为暑湿病，由湿蒸热壅，以至气血凝滞，是痢疾的根本。其主症除泻痢之外，又有里急后重，小便赤涩。将痢疾分为赤痢、白痢、痢而兼黄。其病机以湿热壅郁，气血凝滞为主；又心主血，"心移病小肠，则血凝而成赤痢"。肺主气，"肺移病大肠，则气结而成白痢"；"血与气之凝结，必夹饮食痰涎，始成积滞"；"胃家饮食痰涎之积滞，必由大小肠出，故病又从胃而及二经，其所痢又必兼黄"。认为痢疾不可一概归为胃肠，而是"其或是赤，可知病因于血，即病根于心；其或是白，可知病因于气，即病根于肺；其或是黄，可知病因于饮食痰涎，即病根于胃"。其治疗当从所伤脏腑气血而治：一是投以引经药，因于心加黄连、细辛，因于肺加桔梗、升麻，根于胃加白芷、大黄。二是伤气分则调气益气，用导气汤、异功散、木香化滞汤；伤血分则和血补血，用阿胶四物汤、四物地榆汤加山栀、槐花等；伤胃分则安胃养胃，用胃苓汤、香砂枳术丸。同时，告诫痢疾以湿热为主，要以清热祛湿为要。脾胃为后天之本，故"虽病在气血，亦必兼理脾胃"，此乃治痢之总则。痢疾日久易于伤肾，伤及肾阴用熟地炭、丹皮、山药等，伤及肾阳用肉桂、补骨脂、五味子。并指出痢疾变证及坏证，如因治痢不当，攻伐无度，常致壅滞气血，变为肿胀喘急，用木香调气汤、苏子降气汤。沈金鳌恐其不详，指出痢疾"病之由来不一，更变无穷，固不得不求其详也"，又指出不同体质者患痢疾应区别治疗，共列15条。如老人深秋患痢呃逆，最宜小心，宜黄柏末，米饮丸，参、苓、米汤下；孕妇患痢，不可轻用伤胎药，宜黄芩、黄连、白芍、炙甘草、橘红、枳壳、红曲、莲肉，略用升麻亦可，未满七月，勿用滑石；产后患痢，积滞虽多，腹疼虽极，但不可轻用荡涤药，如大黄、芒硝之类等，应精确详细。不仅如此，沈金鳌还详细辨别赤白痢。如赤痢下脓血，由于脾经受湿，宜苍术地榆汤。下血不止，热毒凝滞，宜郁金散。纯下血而色鲜红，心家伏热，宜犀角丸。赤痢久而百法不效，脉沉弦而左为甚，秽物甚少，但有紫黑血水，此瘀血，宜乳香、没药、归尾、桃仁、木香、槟榔，甚者加大黄，辨析精细。另外，又将痢分为水谷痢、脓血痢、风痢、寒痢、湿痢、气痢、疫痢、休息痢、五色痢、毒痢等10种，分别从定义至证治进行论述，可谓详尽。在综述痢疾之后，列脉法、辨便色、痢疾原委、痢疾宜从六淫例治、痢疾四大忌、八痢危症、白痢变症、治痢用药大法、痢疾吉凶辨等九个标题，汇编张仲景、王叔和、朱丹溪、缪仲淳、倪涵初以及《内经》《脉诀》《医学入门》《医宗金鉴》

《仁斋直指方》《永类钤方》等文献，以佐痢疾证治，列其理法源流。

沈金鳌对每一种病证均如此辨析，条理清楚，层次分明，从源到流，从总病证至某一具体病证，内容详尽。

（2）揭示规律，联系五脏

沈金鳌在认识疾病时，列举诸家所言，寻其疾病源流，揭示疾病本质规律。如《杂病源流犀烛·卷十二·中风源流》云："中风，风乘虚而为病也。向来惟东垣主虚，而河间主火，丹溪则主痰，似乎各异，不知惟虚也，故无根之火发焉；惟虚也，故逆上之痰生焉。特东垣举其本，河间、丹溪举其标耳。未有痰与火之发，不由虚者也。"沈金鳌汲取各家学说，通过分析综合，找出标本主从，使后人更能清楚地认识疾病。

不仅如此，沈金鳌在治疗疾病时，强调诸脏之间的关系，注重协调，重视深层次辩证关系的运用。如沈金鳌治肺病，认为肺主气，气血相因，而强调治血。他认为血生于脾，统于心，藏于肝，宣布于肺，根于肾。只有血液充沛，气血得布，肺金得养，方能行治节之令。否则，血虚肺金失养，或血瘀于肺脉，均可使肺失所养，而诸证蜂起。血虚，用四物汤养血濡肺；若血虚及肾，宜于四物中合六味地黄丸以滋肾润肺。肺属金，肾属水而脾属土，土能生金，水为金之子，子病亦可及母，因此，脾肾诸病均可累及于肾。沈金鳌云："金性下沉，隐于子胎，肾家水火两病，俱能受其害，故有时肾水上泛为痰，肺受之则喘壅而嗽，有时肾火上凌其母，肺受之则喘息而鸣，皆肾气上逆而为病也。"（《杂病源流犀烛·卷一·肺病源流》）治疗当补肾以治其本。并认为肺痈皆缘土虚金弱，不能生水，阴火灼金之败症。其治疗当培土生金，用六君子汤加减。

（3）尊古崇古，不泥于古

沈金鳌虽广征博引，但不拘泥于古人。《杂病源流犀烛·卷四·泄泻源流》中，引有《内经》风、热、寒、虚之论。但沈金鳌认为："惟曰湿盛则飧泄，乃独由于湿耳，不知风寒热虚，虽皆能为病，苟脾强无湿，四者均不得而干之，何自成泄？是泄虽有风寒热虚之不同，要未有不原于湿者也。"提出"湿盛脾虚"是泄泻的重要因素，外邪引起的泄泻属实证者与湿邪关系最为密切。《杂病源流犀烛·卷九·大便秘结源流》中对脾约丸的用法提出了质疑，认为"仲景以脾约丸主之，恐只宜于古，而不尽宜于今，盖古人壮实，开泄犹可，今人气血多有不充"。同时提出对于便秘，应该辨人是否强壮，或热结的程度而谨慎使用，认为西北充实之人可以用脾约丸投之。《杂病源流犀烛·卷七·癫狂源流》中，针对《伤寒论纲目》"大人曰癫，小儿曰痫，其实一也"之论，注释说："大人亦有患痫者，另详诸痫条中，《纲目》以大人小儿分癫痫，而以为实属一症，恐非是。"

沈金鳌的著作中也处处体现了对《伤寒论》的重视。沈金鳌在《伤寒论纲目》序中曾说"二十年来，余专读伤寒书，至百余家"，认为张仲景《伤寒论》"一百一十三方，方方皆活；三百九十七法，法法皆通。既其方与法融会贯通之，诚有取之不尽，用之不竭者"。其"循六经之次，析各款之繁，以仲景论为纲，历代诸家之语足以闻明仲景者为目"，并打破了《伤寒论》原文的排列次序，重新进行编排，参以己见而成《伤寒论纲目》，目的在于揭示张仲景《伤寒论》辨证之旨。

2. 诊断重视以脉取证

沈金鳌诊断内科病症尤重视脉法，讲究以脉取证。《杂病源流犀烛》中的每篇病后第一条先录脉法，认为"盖欲知病必先知脉，既知脉方可识病"。所以在每篇总论后附有"脉法"，之后逐一分述诸症，最后载录方剂，以备临证选用。

沈金鳌重视脉证，还体现在对于脉象的整理，编著了《脉象统类》《诸脉主病诗》，并附以脉象示意图。他认为："提纲要脉，不越浮、沉、迟、数、滑、涩六字，以足赅表阴阳，冷热虚实，风寒燥湿，脏腑气血也。"

(《脉象统类·卷首上》)。浮为阳，属表；沉为阴，属里；迟为在脏，为冷，为虚，为寒；数为在脏，为热，为燥，为实；滑为血有余；涩为气独滞。至于其他脉象，若洪、芤、弦、虚、濡、长、散皆属浮之类，短、细，实、伏、牢、革、代皆属沉之类，微、弱、缓、结皆属迟之类，紧、促、动皆属数之类。提纲挈领地把脉象做了分类，为研究脉诊开辟了新的途径。并仿《濒湖脉学》，采用歌诀体，撰二十七脉主病，使读者便于诵读记忆。

3. 治法突出调理脾胃

重视脾胃，是沈金鳌的重要学术思想。提出了"脾统四脏"学说，在治法上重视健脾胃，在痰饮篇、痢疾篇、积聚篇、鼓胀篇等都有相关论述。认为痰为水湿病，治痰饮法则不外理脾理气。盖脾胃健运自无痰，故治痰先理脾胃。气道顺，津液流通亦无痰，故曰治痰必理气。痢疾治则，先驱暑邪兼渗湿，兼理脾胃。

如《杂病源流犀烛·卷四·呕吐源流》论曰："盖脾统四脏，脾有病，必波及之，四脏有病，亦必待养于脾，故脾气充，四脏皆赖煦育，脾气绝，四脏不能自生。昔人云，后天之本绝，较甚先天之根绝，非无故也。凡治四脏者，安可不养脾哉？"在积聚篇中，论述了当积之未也，必先有以解其郁，若积之既成，又当调荣养卫，扶胃健脾。治疗积聚乃唯有补益攻伐，相间而进补益，以补中益气汤等为主，随症加减；攻伐以攻积丸等为主，随症加减，方为正治。关于泄泻病证，指出虽然风、寒、热、虚均可致泻，但强调若脾强无湿，四者均不得而干之；治疗方药有平胃散、六一散、胃苓汤、附子理中汤、四苓汤、四君子汤，随症加减化裁，均体现了重视脾胃的学术思想。

（二）妇科

《妇科玉尺》是沈金鳌颇具影响的一部妇科专著，书中对求嗣、月经、胎前、临产、产后、带下、崩漏、妇女杂病等皆有详细论述，其病种几乎包括了妇科的经、带、胎、产、杂及嗣育各类，其论多精要中肯，尤其注重调畅情志气血。

1. 病因病机——忧思郁结，气血虚弱

沈金鳌抓住女性的生理及性格特点，认为女性多忧思怨怒，而忧则气结，思则气郁，怨则气阻，怒则气上，血随气行，故气逆而血亦逆，血气乖争，百疾丛生。其在《妇科玉尺》自叙中指出，妇女深居闺房，则情不畅；妇女见地拘局，则识不开；妇女以身事人，则性多躁；妇女以色悦人，则心偏妒。稍有不遂，即为忧思；忧思之至，激为怨怒。并多次提出室女、寡妇、师尼常因忧思郁结而引发诸证，如在月经篇中论述室女忧思，积想在心，则经闭痨怯者多等。

忧思郁结，在女性较为常见；气血虚弱，也是妇科疾病中的主要病机。思虑日久伤脾，气血虚弱，损伤脾胃，三者互为因果，形成了诸多妇科疾病。沈金鳌认为："气虚、脾精不能上升而下陷，胃中湿热及痰流注于带脉，溢于膀胱，故下浊液。"（《妇科玉尺·卷五·带下》）"血气充实，可保十月满足，分娩无虞，母子坚牢，何疾之有？若血气不足，冲任脉虚，则经水愆期，岂能受孕？"（《妇科玉尺·卷二·胎前篇》）

总而言之，忧思郁结、气血虚弱，是妇科疾病中重要的病因病机。

2. 诊断——重视脉法，按脉切症

沈金鳌尤其重视脉法，《妇科玉尺》中也充分体现其重视脉法的思想。他从当时妇女的社会地位和心理加以分析，认为妇女多幽私隐曲，诊治妇科，望、问、闻诊不易详得其情，须凭脉诊来测得。在自叙中提出："所言诸病，必按脉切症，要于得当，不失幽私隐曲之所在。"故而颇重脉诊，所以在每篇总论之后附有"脉法"，之后有证治、调养等，逐一分述诸症，最后载录方剂，以备临证选用。脉法在现今临床中越来越不被重视，而沈金鳌对脉法的重视当引起中医临床医生深思。

3. 治法

（1）调和气血，兼顾脾胃

气血是妇女月经和生育的根本，沈金鳌非常重视气血，认为求嗣之术，不越男养精，女养血。认为养血之法，莫先调经，所以在月经门突出了养气血之关键，提出"若血气不充，冲任脉虚，则经水愆期，岂能受孕？"（《妇科玉尺·卷二·胎前篇》）认为"凡有胎者，以安为要，佐以养血顺气，盖血有余则子得血而易长，故四物汤为要剂。认为胎之所以不安者，除一切外因，总由气血虚，不能荣养胎元所致，故必用人参补气，当归补血"。对于小产后，提出"须十倍调治，总以补血生肌养脏、生新祛瘀为主"。（《妇科玉尺·卷二·胎前篇》）产后的治法也以调气血为主，认为产后真元大损，气血空虚，其人如冰，故产后先以大补气血为主。

脾胃是后天之本，万物生化之源，沈金鳌在妇科论述中处处不忘兼顾脾胃。如《妇科玉尺·卷五·带下篇》论述带下因气虚，脾精不能上升而下陷，或因胃中湿热及痰流注于带脉，溢于膀胱，故下浊液。明确提出带下病宜健脾燥湿，升提胃气为主。对于月经的调理，谈到"然亦有因脾胃伤损者，不尽可作血凝瘀闭治也，只宜调养脾胃，脾气旺则能生血而经自通。亦有因饮食停滞致伤脾胃者，宜消食健脾"（《妇科玉尺·卷一·月经》）。在论述崩漏六因时，其中劳伤之因即为脾胃虚弱、思虑伤脾等，因脾胃虚弱，气短气逆，自汗不止，身热闷乱，恶见饮食，肢倦便泄，漏下不止，其色鲜明，宜当归芍药汤；或思虑伤脾，不能摄血，致令妄行，并健忘怔忡，惊悸不寐，且心脾伤痛，怠惰少食，宜归脾汤。同时，在论述胎前的治法时，强调唯宜养血安胎、理气健脾。这些都体现了沈金鳌重视脾胃的思想。

（2）注重情志，理气为主

沈金鳌认为，妇科疾病多由外伤六淫、内伤七情、饮食劳倦所生，其中尤易为七情所伤，致脏腑功能失和，气机不畅，故治疗着重理气。一切血气病，宜延胡索散，理气活血止痛。如血气冲心，用当归、没药、红花、官桂、苏木、青皮之红花散；如忧思积虑而致干血痨，宜用月红汤等。因情志郁结致崩漏，如怒火伤肝，肝血热而妄行，或卒然大怒，有伤肝脏，而血暴下，治疗当调肝泻火止血，方用小柴胡汤加山栀、丹皮、龙胆草。因肝火或肝脾气郁，致胎动不安者，用加味归脾丸、加味逍遥散等。调理月经时辨明经水不调，临行时先腹痛者，为气滞血实，宜四物汤加延胡索、炒枳壳、蓬术、木香、桃仁。因情志郁结而致伤脏者，用人参、黄芪、肉桂、炙甘草、川芎、当归、白芍、姜、枣等益气健脾、养血活血。可见理气几乎贯穿于各个篇章，给现今临床医师辨证给予了很大启示。

4. 预防调护

对于胎前、临产及产后，沈金鳌都着重预防和调护，并推荐秦氏的"逐月养胎方"，认为其"尤为大妙，诚属百用百效，凡服此者，从未见有产厄，真宝方也"。（《妇科玉尺·卷二·胎前篇》）沈金鳌在调护方面也推崇《保产要录》，内容涉及保生易产、临产斟酌、产后当知等。认为"胎产书如《达生录》《达生篇》之类甚多，然明白周详，细心切要，语语可遵而行之者，惟有《保产要录》一书最妙"。（《妇科玉尺·卷二·胎前篇》）在胎前、小产、临产、产后各门，都分述了相关内容。

（三）儿科

《幼科释谜》是沈金鳌的一部儿科专著，其儿科学术思想集中在该著作中。该书不仅体现出沈金鳌对小儿体质、疾病的认识，更多地体现出沈金鳌以整体、客观的角度去辨析疾病的思想。治疗以中和为旨，重在调理脾胃，同时强调惊泄俱重，重视胎养和日常调护来预防疾病。

1. 注重诊法

（1）重观色察形兼顾听声

沈金鳌强调小儿四诊应以观色察形为首要。沈金鳌结合前贤钱乙、李仲南、李梴等的认识，认为察色重视察面色、唇色，并应望双目来辨别病情寒热虚实。

察面色时，以左腮为肝，右腮为肺，额上为心，鼻为脾，颊为肾。赤者为热，黄者为积，白者为寒，青黑者为痛，随症治疗；察唇色时认为白主吐涎、呕逆、吐白、便血，红主渴饮烦躁。若久咳泻唇红为虚症，勿用凉药。黄主脾受积，后发肿紫色及吐涎，主虫痛，不吐涎，是积痛。唇口四畔黄如橘，主口臭，为脾积热。青主血虚脾寒，为冷所乘，因为唇主脾土，木来克土，所以知脾弱不能食。且察色可预示疾病转归，如面上青色，为惊积不散，欲发风候；红赤色，为热，为痰积壅盛、惊悸烦躁；增进黄色，亦为热，为食积症伤，欲作疳候，或作痞癖，若神思昏沉，其候潮热气粗困倦，或呕哕，或泻痢；白色为寒，为肺气不利，大肠滑泻，欲作吐痢；黑色为痛所传，不烦，症变即为逆候，荣卫失序，为危恶。

沈金鳌望目不仅注重察色，还看双目活动。目赤为心热，淡红为心虚热，目青为肝热，浅淡者补之。目黄为脾热，无精光为肾虚。若见面目浮肿，见于久咳。且望目可提示预后，认为两眼无精光，黑眼无运转，目睫无芒锋，如鱼猫眼，或两眼闭而黑睛朦胧者死；或外若昏困，而神藏于内不脱者生；黑珠满轮，睛明者少病，眼白多，睛珠或黄或小者，禀弱多病。

同时，沈金鳌注重观察小儿呼吸、声音的特点来诊断疾病，尤其是声音的特点，包括强弱、高低、清浊、伴随症状。推崇李仲南论述："小儿有疾，即见于色，必应于声。其声不一，必细审之。"沈金鳌在《幼科释谜·总论》引用李梴等论述观察小儿呼吸、声音的特点来诊断疾病。"声轻者，气也，弱也。重浊者，痛也，风也。高喊者，热欲狂也。声急者，神惊也。声塞者，痰也。声战者，寒也。声噎者，气不顺也。喘者，气促也。喷嚏者，伤风也。惊哭身沉不响者，重也。声浊沉静者，疳积也。如生来不大啼哭，声啾唧者，必夭也。火之大发，忽狂惊叫，乃火盛气虚，必死。夜半发者，多为口疮，宜看之。直声往来而无泪者，痛也。连声不绝而多泪者，惊也。吱煎声烦躁者，难愈。躁促声音者，感寒也"。

（2）以指纹主病，随证加减

关于指纹诊法，沈金鳌多师承前人经验。对指纹色泽主病，尤推崇滑伯仁之观点，如沈金鳌在《幼科释谜·总论》指出："纹色紫热，红伤寒，青主风，白疳病，黄色淡红，乃平常小恙。其筋纹宜藏，不宜暴露。若黑色，则为危险。再脉纹见下截风关为轻，中截气关为重，上截命关为尤重，直透三关为大危。"评价其描述较他人"直接明简"。其筋纹形主病，多以明代寇平《全幼心鉴》13 种指纹的形状、主病及治疗方法加以描述。即"流珠只是一点红色，环珠差大，长珠圆长，以上非谓圈子，总皆红脉贯气如此。来蛇即是长珠散出，一头大一头尖，去蛇亦如此，分上下向，故曰来去。角弓反张向里为顺，向外为逆。枪形直上，鱼骨分开，水字即三脉并形，针形即过一二粒米许。射甲命脉向外，透指命关向里"。（《幼科释谜·总论》）

临证时并不拘泥于其形脉而投剂，随证加减变化，灵活应变为宜。如流珠形，主饮食所伤，内热欲吐，或肠鸣自利，烦躁啼哭，用助胃膏；环珠形，主脾虚停食，胸膈胀满，烦渴发热，五味异功散加山楂、枳实；长珠形，主脾伤饮食腹痛，寒热不食，大安丸、异功散；来蛇形，主脾胃湿热、中脘不利、干呕不食，此疳邪内作，四味肥儿丸；去蛇形，主脾虚、食积吐泻、烦渴气短、喘急不食、困极，七味白术散；弓反里形，主感寒惊悸、哽气出气、四肢梢冷、倦怠；小便赤、咳嗽吐涎，惺惺散等。可见沈氏对古代流传的指纹诊法持赞同的态度，为今人进一步研究小儿指纹提供了宝贵的资料及临床经验。

2. 审因论治

（1）辨疾病原由

沈金鳌对儿科疾病，从病因病机、临床证候、先见之症、变证、恶候等，到辨证施治及方药加减，进行了系统、全面、客观的论述，条理清楚，层次分明，尤其是分证论述时，探求疾病由来，审辨其变迁、沿革，从源溯流，而后明其治法。

如小儿惊风，沈金鳌引用钱乙、楼全善、危亦林、杨士瀛、虞抟、李杲、张元素、朱震亨、李仲南、王肯堂等20余位医家的观点，从病名、原由、症状、辨证、变证、用药等多方面对其进行详细论述。

首先正惊风之名。自钱乙提出惊恐可致惊风之说后，后人多将小儿因惊恐所致的病证归入惊风之列，导致对惊风认识的泛化。针对当时惊风的混乱认识，沈金鳌强调说"小儿之病，最重惟惊"，将其定义为："惊必发搐，惊必窜睛，惊必牙紧，惊必面青，惊必鱼口，惊必弓形。"（《幼科释谜·卷一·惊风》）同时，将惊和痫、痉予以区分。痫者，仆地作声，醒吐馋涎，异于惊病，命之曰痫，小儿恶候。引楼全善之说："惊搐一也，而有晨夕之分，表里之异，身热力大者为急惊，身冷力小者为慢惊，仆地作声，醒时吐沫者为痫，头目仰视者为天吊，角弓反张者为痉，各不同也。"（《幼科释谜·卷一·惊风》）

论惊风病因病机时，沈金鳌借鉴前人之说，认为惊风多因调护失情，昼抱当风，夜卧厚衾，多食辛辣，偶触鼓钲，跌仆嚷叫，人物雷霆。以上病因导致心经热积，肝部风生，肝风心火，二脏交争，血乱气塞，痰涎与并，百脉凝滞，关窍不灵，或急或慢。扼要地说明了惊风的病因病机，又便于记诵。

（2）以中和为旨辨证施治

沈金鳌注重顾护小儿体质，明确提出幼儿脏气未全，不胜药力。周岁内非重证，勿轻易投药，须酌法治之；即两三岁内，形气毕竟嫩弱，用药亦不可太猛，如果用峻攻骤补之品，反受药累。用药上不偏于寒凉，对于古人治幼儿，或专攻，或专补，或专凉，或专热，认为都有偏颇，应当旨以中和当病为归。

小儿体质"易寒易热，易虚易实"，临床多见寒热错杂、虚实并见等复杂证候。若病轻而药重，则是以刚济刚，不但无济于病，反而增加病势；若正气已虚，邪留不解，即不能补，又不能表，但邪不去而正愈虚，攻补两难。对于临床这种复杂而迂回曲折之证，沈金鳌总是分别轻重缓急，从调整机体阴阳气血脏腑功能入手，使之重新归于动态平衡。

沈金鳌论伤寒时强调使用消法，认为小儿伤寒必夹惊夹食为多，用六经分治之剂，兼去惊消食之品，方可奏功。论食积时，强调本虚标实缓用消法，认为儿病多食积，然亦有禀受薄弱，或病后虚怯，其所生病，不能全部认为是食积引起。如果需要消导，也当扶正而使积自消。

可见沈金鳌十分强调综合考虑，切中病证，或补或泻，以调整阴阳脏腑功能为主，使之阴平阳秘，达到平衡。

（3）重后天之本调理脾胃

沈金鳌论述病证，以脏腑的生理、病机为基础阐发病证，并重点说明脏腑之间、局部与整体之间病因病机的联系。脏腑中尤重视脾胃，突出脾胃与其他脏腑的关系。他认为脾散精微，为胃行津液，以升为德，为水谷之海、十二经根本、后天之本，且脾统四脏，脾有病必波及四脏；四脏有病，亦必待养于脾。他论述各种疾病，基本宗此思想。

如论述泄泻为脾病，脾受湿不能渗湿，致使阑门元气不能分别水谷，并入大肠而成泻，故口渴，肠鸣，腹痛，小便赤涩，大便反快，所以泄泻是由于湿病。治法则以健脾燥湿为主，以平胃散、六一散、胃苓汤、附子理中汤、四苓汤、四君子汤加减化裁，均体现重视脾胃之学术思想。

《幼科释谜》论及惊风病机转变时，将慢惊风、慢脾风均归于脾病，治疗更以培护脾胃为诊治之本。还论及慢惊风随病程日久，病情加重，致脾虚胃弱，阳常不升。一旦肝木来乘，即可生风筋急而发搐。治以温中扶里为主，截风止惊为辅。慢脾风是由于慢惊风之后，虚极难胜，病全在脾，故称"慢脾风"。此时脾极虚，无以运化，痰饮凝聚胸膈，伴肢冷目瞪，频呕腥臭，微搐焦声，宜截风回阳救之。

沈金鳌论食积时，认为脾脏能化宿消陈，滋荣脏腑，灌液布津，上承胃纳，表里相循，下输大肠，为后天之本。但若脾气虚，虚则寒生，或又为湿困，水谷难以运化，久则成积。即便是因外感，亦多夹食，治宜先消其食，再解其表。脾肾虚败，则见五更泻利，脾气不伸，也致食积。可见，为实为虚皆为脾病，治法应以调理脾胃为宗旨。

沈金鳌论述吐泻，认为病机以脾胃失职为关键，因六气未完，六淫易侵，兼以调护失宜，乳食不节，遂使脾胃虚弱，清浊相干，吐泻而作；其治疗应辨先后，明脾胃寒热，有先泻而后吐者，乃脾胃虚冷；其候先泻白水，吐亦不多，且气缓而神色慢，额前有汗，六脉沉濡，此为冷。有先吐而后泻者，乃脾胃有热，气促唇红，吐来面赤，脉洪而数，渴饮水浆，此为热；其治法以健脾为本，巧用四君子汤，脾胃运化功能失调是引起泄泻的关键，所以建立中州之气是治泻之本。《幼科释谜》中，有十余首方由四君子汤化裁而来。如钱氏白术散、醒脾散、六和汤、六神散、理中汤、参苓白术散、胃苓汤等。在健脾的基础上配合君臣佐使，如加葱白、生姜、香薷、麻黄、葛根、桂枝、防风、白芷，以取散寒发表止泻之效；配小茴香、炮姜、干姜、乌药、良姜，温中理气止泻；加藿香、厚朴、青陈皮、砂仁，燥湿止泻；配天南星、半夏、皂荚、白附子，温化寒痰止泻；加益智仁、肉豆蔻、吴茱萸、补骨脂、白术、炙甘草，暖脾止泻。

（4）强调惊泻俱重辨证为要

自古治小儿以惊为重，而当时医家独不为重，相反病家惧惊，而对泻利一证多有轻忽。沈金鳌针对这种偏见，提出自己的见解。他认为病人不懂医药害怕惊风一证，医家看重泄证而不惧怕惊风，要知道惊风、泄泻均为重证，不可忽视，若心存偏见，恐怕会祸害无穷的。因此，谆谆告诫医者，病家若有偏见，尚可谅解，而医家若存此之偏见，则致害无穷。结合临床，惊为最急，岂有不惧惊之理？可见沈金鳌强调临床诊治惊泻既重，要详细严谨辨证，勿掉以轻心，以免误投。

沈金鳌对泄泻辨证详备严谨，包括以下三个方面：

①辨吐泻原由

认为吐病伤胃，病因为胃虚、胃冷、胃热、胃虚热、胃有积、胃有痰，夹惊夹毒，吐亦相随。泻病伤脾，病机为脾脏受累所致。如脾受肝克表现为面黄精神疲惫；脾为肾侮表现为泄泻如洞泄；心脾气虚则泻下便色发黄多伴叹息；脾肺气血受阻表现为便多沫，患儿多哭啼；脾气虚者多半有四肢冷凉；脾有积热多伴有心烦及口疮；脾胃湿阻多伴有浮肿和迟脉；脾气虚下陷表现为腹有坠感；脾虚气滞多伴有腹胀满难支。

②辨泄泻证候

病因为冷、热、伤食、水、积、惊、风、脏寒、疳积等证；患儿症状为先泻而后吐，是脾胃虚冷所致，表现先泻下如白水，偶有呕吐，伴气缓而神色懒散，额前有汗，脉相沉且细弱，为冷泻。若先有呕吐症后出现泄泻，为脾胃有热；呼吸气促唇红面赤，脉象洪而数，喜渴饮水，为热泻；若吐乳伴泻下黄便为受热乳而泻；吐乳伴泻下发青为伤冷乳所致。

③辨吐泻四时

赞同钱乙的论述，春冬之季泄泻治疗宜从表证治；夏秋之季治疗宜从里证治；夏至以后吐泻多为热；大暑后吐泻多半大热，脏腑中六分热四分冷；立秋后，吐泻性温，脏腑中三分热七分冷；秋分后吐泻性冷无阳。

沈金鳌治疗疾病注重辨证。如论述发热烦躁，认为疾病表现虽有轻重之分，但皆有发热，发热有多种原因包括内因、外因、新病、久病等，阴虚内热、阳盛热甚、久病骨蒸发热、病急阴液耗伤、受惊、伤食、受风受寒、疳积痰阻血瘀皆令人发热，须全面详细地辨证。主要有以下几个方面：

①五脏辨证

肝热表现为手寻衣领，乱捻物；心热，表现为睡眠口中气温，或合面睡，及上窜咬牙；脾热表现为目黄肚大，精神疲倦懒卧，身热饮水，四肢不收；肺热表现为手掐眉目鼻面；肾热表现为两足不喜衣覆。

②辨表里虚实

虚证喜热恶寒，乍凉乍温，神情郁郁似受惊，上实下泄，屈体而卧，睡而露睛，面色青白，精神恍惚，气软指冷，治宜惺惺散；实证仰体而卧，睡不露睛，面赤气粗，口热燥渴，二便难解，烦躁爱哭闹，手足指热。壮热恶风寒，为元气不充，表之虚热；壮热不恶风寒，为外邪所客，为表之实热；壮热欲饮汤，为津液短少，里虚热证；壮热饮水，为内火炽盛实证。

③辨程度不同

发热持续多由气血壅实，五脏生热所致，蒸熨于内，则眠卧不安，精神恍惚，熏发于外，则表里俱热，伴有烦躁喘粗，甚至惊厥抽搐，为壮热。若发热不盛，如温温然是温热；若五心烦热，手足时时欲露出，小便赤涩为烦热。

④辨发热特点

若遍身发热，或热而不甚，面青自汗，睡梦虚惊，精神恍惚者为惊热；若腹胀而发热，必伴有眼胞浮肿，面黄足冷，发热，或闻饮食之气恶心，伴腹痛呕吐为积热者。

⑤辨发热时间

血热者夜间少有发热；宿食者隔夜发热；积热者为连续发热；暂时发热多为感冒所致。

⑥辨寒热并作

阴阳失调则寒热交争。阴阳相盛，虚实不调，故邪气更作，而寒热往来，或乍寒乍热也。可看出，沈氏注重从病因、病机、症候、脏腑、病程等多方面辨析疾病，以求据本施治。

（5）师古不泥古，阐发己见

治疗上，沈金鳌力倡各家之学，但也不乏自己的真知灼见。如论治慢惊风时，沈金鳌在《幼科释谜·卷一·惊风》引虞抟之言曰："慢惊者，因吐泻日久，中气大虚而得，盖脾虚则生风，风盛则筋急，宜用温白丸。"沈金鳌认为，所谓脾虚则生风，不是风从脾生，是因为脾虚则肝木必强，风生于肝，故风盛则筋急，因为肝主筋的原因。论治慢脾风，沈氏认为，凡因吐泻成虚风慢脾者先用夺命散、青州白丸子研末，煎如稀糊入蜜调制，待吐泻缓解后，服醒脾散。

在论述痫证时，沈金鳌总结了历代医家对痫证的论述，既吸取其精华，又提出己见。对"古痫证，称有五端，五脏配合，六畜殊看"进行剖析，一是马痫，发作时口中叫声如马鸣，为心火上炎；二是羊痫，口中叫声如羊叫绵绵，是肝阳生风；三是鸡痫，叫声如鸡鸣，此属邪气犯肺；四是猪痫，猪叫漫漫为肾病所传；五是牛痫，牛吼哞哞为脾土湿困。临证可见五脏兼证，如心伴面赤，吐啮舌尖；肝伴面青，手足抽搐；肾伴面黑，体直少动多眠；肺伴面白，惊跳头旋；脾伴面黄，四肢缓瘫。沈金鳌在肯定前人经验的基础上，突出强调了"痰""瘀"在痫证发病中的地位。其云："然诸痫证，莫不有痰，咽喉梗塞，声出多般，致疾之由。""惊食风寒，血滞心窍，邪犯心官，随声所发，轻重断联。虽似六畜，讵竟确然。奚分五脏，附会戈戈。专通心主，血脉调宣，豁痰顺气，治法真诠。"（《幼科释谜·卷一·惊风》）这些精辟的论述，为其豁痰开窍和活血顺气治则的提出提供了理论依据，对后世医家对痫证的治疗提供了一定的启示。现代也有医家认为，临床有少数患儿既现癫痫之证候，又辨有血滞瘀阻之兼证，当应推理论治，亟须豁痰开窍，继以活血逐瘀。此如《幼科释谜》所云："大抵血滞心窍，邪气在心，积惊成痫；通行心经，调平血脉，顺气豁痰，乃其要也。"方选桃红四物汤，酌加石菖蒲、胆南星、皂角、明矾、天麻、钩藤。

3. 预防疾病

（1）胎养为先

沈金鳌在《幼科释谜·卷一·总论》中，就对胎养进行了论述。他认为，胎儿孕育过程中，无论是筋骨肌肉形成、腑脏区分，还是经脉系统联系，胎儿与孕母均有着密切的关系。因为胎儿气血与孕母相通，其一吸一呼之间皆与母亲息息相关。即所谓"母热热侵，母寒寒促，母怒脉兴，母惊脉触，母思气拘，母忧神局"。（《幼科释谜·卷一·总论》）精辟地概括出孕母的饮食起居、外邪及七情感触皆影响胎儿。初生诸病，如胎惊发于初生月内，究病因不外乎孕母调护失当，饮酒纵欲，情志刺激等内因或外因引起，母有所触，胎必感之；如胎风，多为小儿初生时其身有如汤泼火伤者，此多因乳母过食膏粱所致；胎黄者，皆因母受湿热而传于胎。可见，沈金鳌尤重强调胎养的重要性。

（2）注重调护

小儿生后还需注重调养，若哺乳不当、饥饱失度、受惊及其后喂养不当均可致病。如降生之时要注意断脐护脐，否则脐部受风湿侵及，易发脐风、脐湿、脐疮等；日常调护注意防风受寒，避免调护失当，白天受风，夜卧受热等。饮食养护尤要注意饥饱有节、冷热适宜。避免过饱过饥，过热过凉等；避免乳食没有节制、多食辛辣，或喜生冷、甘肥黏腻等；情志避免跌损受惊，伤其心志等。这些保健措施的提出，对当今小儿保健仍有实际指导意义。

（四）外科

沈金鳌编著的《杂病源流犀烛》中，跌仆闪挫源流及证治、金疮杖伤夹伤源流及杖伤夹伤证治，对外科病证的诊治有一定贡献。

1. 注重调气血

沈金鳌对气血在伤病的变化论述较为详细。认为跌仆闪挫可引起气血俱伤，气先受伤，气失其所；气为之震，震则激，激则壅，壅则气之周流一身者，忽因所壅而凝聚一处，导致血凝。因此，提出气运乎血，血本随气以周流，气凝则血亦凝矣。气凝在何处，则血亦凝在何处。认为外伤肿痛与气滞血瘀有非常密切的关系，气血病变是百病之源。

2. 倡导外科内治法

沈金鳌提出，跌仆闪挫者，为一身之皮肉筋骨，而气既滞，血既瘀，其损之患，必由外侵内，而经络脏腑与之俱伤，所以伤科为伤在外而病必及内，提出内治之法，其治之法，必于经络脏腑间求之，以行气活血。

3. 集医家伤科之长

沈金鳌结合薛立斋及陈文治两家治伤特点，提出应按头颅、颜面、牙齿、胸胁、肚腹、四肢等处，辨明骨折、脱位、筋伤、创伤，进行内外兼治，如胸脯骨为卷捶所伤，外肿内痛，外宜贴定痛膏，内宜服破血药，祛瘀血。若胁肋胀痛、腹痛、小腹引阴茎作痛、瘀血作痛、血虚作痛、青肿不消、腐肉不溃、新肉不生、出血、瘀血流注腰膂两足至黑、昏愦、眩晕、烦躁、发热、胸腹痛闷、作呕、喘咳、作渴、创口痛诸证，则分主证、兼证，辨虚实、伤轻伤重，详审施治。

4. 以脉象断轻重

沈金鳌搜集各家医书中对伤病预后的脉象，作为临床参考。如《脉经》曰："从高颠仆，内有瘀血腹胀满，其脉坚强者生，小弱者死。"又曰："破伤有瘀血停积者，其脉坚强实则生，虚细涩则死。若亡血过多者，其脉虚细涩则生，坚强实则死。皆以脉病不相应故也。"《医宗金鉴》曰："打仆损、去血过多，脉当虚细，若得急疾大数者死。"《医学入门》曰："凡折伤，外损筋骨者可治，内损脏腑里膜，及破阴子，其脉急疾者，不可治。"《世医得效方》曰："如伤脏腑致命处，一观其脉虚促，危矣。"

5. 伤病辨证论治

沈金鳌选录伤科书中对外伤有效的急救方法、各种证候的治疗方法及方药。如选录《世医得效方》"凡堕压死者，急安好处，以袖掩其口鼻上一食顷，候眼开，先与热小便饮之，若初觉气绝，急擘开口，以热小便灌，利去瘀血"，及《本草纲目》《医学入门》中急救致死者的方法。沈金鳌重视伤科的证治之法，重点选择介绍出血不止或瘀血停积，损伤肿痛、瘀血流注紫黑、伤破阴囊、睾丸脱落、断指、穿断舌心、出血不止、擦落耳鼻、跌仆损伤、呕血不止、恶心、惊悸、昏迷不省、手脚各有六出臼、四骨折、骨节损伤、肘臂腰膝出臼蹉跌、破伤风等辨证施治方药，并录载消除外伤瘢痕的外用药，及介绍自己治疗脑髓震动的经验。沈金鳌继承前人治伤之精华，为后世伤科治法创新奠定了基础。

6. 金疮的诊治

沈金鳌认为，凡是临阵对敌、刀枪剑箭镞伤，或斗殴金刃伤，工作误断之伤，自刎伤，跌磕铁器之伤，均称为金疮。他提出金疮应内外兼治，可分治与不治之症。认为凡金刃伤天窗（穴名）、眉角脑后、臂里跳脉、髀内阴股、两乳上下、心鸠尾、小肠及五脏六腑俞，皆死处。如有破脑出髓而不能语，戴眼直视，喉中如沸声，口急唾出，两手妄举；或腹破肠出，一头见者，不可复连。若腹痛短气，不得饮食，皆不治。如肠断两头见者，可速续之，以麻缕为线，或桑白皮为线，以药敷线上，宜花蕊石散，从里缝。肠子则以油捻活，放入肚内，乃缝肚皮，不可缝外重皮。用药待生肉，宜金伤散或血竭末敷之亦妙。

因金刃所伤，必有瘀血停积，必先逐去瘀血，宜夺命散、花蕊石散、导滞散、破血消痛汤、鸡鸣散、复元活血汤等，亡血甚，必当大补气血，宜八珍汤、人参黄芪汤、人参养荣汤、十全大补汤。

对伤破肚皮，肠与脂膏（大网膜）俱出者；或金疮出血不止；或血出不止，或内漏者；或瘀血在腹，或出血闷绝，或被斫断筋，或被斫断指，或发肿疼痛；或被刀刃所伤而犯内，血出不止，或中风角弓反张，甚至痉强欲死；或伤湿溃烂，不生肌肉；或疮口久不得合，或针刺入肉，或箭镞入骨，或在咽喉胸膈不得出；或被箭射伤，或拔箭无血，其人将死，或中药箭，才伤皮肉，便觉闷脓沸烂而死。沈金鳌认为，其治法均应以调血为主。

7. 杖疮的治法

沈金鳌认为，杖疮的病机多因血滞则气滞，气滞则经络挛急，经络挛急故肿且痛。指出在治疗杖疮时，当察其禀赋胆气，于补气血药中，临时酌剂制方。他认为丹溪的"杖疮只是血热作痛，用凉血去瘀血为先……又专以凉血清热为主"的治法是妥当的。但医生临证应再变通，不可被其束缚。沈金鳌的治法是辨证论治，按证用方。如初杖者，以行血解毒为主，三日后宜托里排脓；心境抑郁者，开其怀抱，解其郁结；气血虚弱而有瘀血，必于补中行滞；痛甚者急为定痛，或有瘀血壅肿作痛，先刺出恶血，然后乃贴膏药。又如对杖疮青肿，杖疮未破，杖疮已破，杖疮出血，以屈杖疮溃烂久不愈，或受杖责后，疔甲烂肉，疼痛难忍，不能起动者，均提出治法，并指出杖疮危重症，如杖疮忽干黑陷，毒气攻心，恍惚烦闷呕吐者，为死证。

（五）养生

沈金鳌的养生学说，载于《杂病源流犀烛》。其综合前代医家，如袁了凡、太乙真人等的认识，强调养生应注重寡欲、养精、炼精、饮食、药物、情志。

1. 重视精气神

沈金鳌认为，养生者以精气神为主，尤以精为宝。在书中大量论述了精气神的重要性。在《杂病源流犀烛·卷二十五·身形门）》中指出："百疾之作，由于气血之失常，其明者，能法阴阳，和术数，节饮食，慎起居，谨作劳，保精存液，以充其形，故能形与神俱，而百疾不作，否则一失其常，而或伤乎气，或伤乎血，气伤则馁，血伤则槁，种种病根，悉因乎此。"在"色欲篇"中也论述了精的重要性，认为"色欲伤，精气神病。盖以三者相因，不能离二，尝考养生家言，精能生气，气能生神，荣卫一身，莫大于此。养生之士，先宝其精，精满则气壮，气壮则神旺，神旺则身健，身健而少病，内则五脏敷华，外则肌肤润泽，容颜光彩，耳目聪明，老当益壮矣。此养生者以精气神为主，而尤以精为宝也。又按医家言，气者神之祖，精乃气之子，气者精神之根蒂也。又言凡阴阳之要，阳密乃固，故曰：阳强不能密，阴气乃绝。阴平阳秘，精神乃治；阴阳离决，精气乃绝。此医者亦以精气神为主，而尤以精为宝。然则欲神之旺，必先使气之充，欲气之充，必先使精之固"。(《杂病源流犀烛·卷十八·色欲伤源流》) 即精气神是维系人生命之三大要素，而尤以精为宝贵，正常的性生活是不会伤精的，只有极意房中，纵欲无度，才会成为招损致病的因素。

书中同时强调男女精气神充沛是孕育胎儿的关键，如《妇科玉尺·卷一·求嗣》说："而求嗣之术，不越男养精、女养血两大关键。盖男精女血，因感而会，精成其子，万物资始于乾元也。血成其胞，万物资生于坤元也，阴阳交媾，胎孕乃凝，理固然也。"

总而言之，沈金鳌认为，精、气、神为人身之三宝，精充则气盛，气足则神旺。精藏于肾，为五脏六腑之根基，精血同源，精充则血盈，人体全赖精血的维系，促进其生长发育。

2. 养生方法

（1）寡欲与节劳

沈金鳌在《妇科玉尺》中论述："盖肾为精府，凡男女交接，肾气必为震动，肾动则精随以流，外虽未泄，精已离宫，未能坚忍者，必有真精数点，随阳之痿而滋出。故贵寡欲。"沈金鳌此处所讲寡欲，指男女房事之欲望。而更深层次的寡欲，沈金鳌也提及了，认为欲治其疾，先治其心，必正其心，乃资其道，使病者尽去心中疑虑思想，一切妄念，一切不平，一切人我，悔悟平生所为过恶，便当放下身心。可见寡欲是养生的最重要方法之一。

精成于血，如目劳于视，则血于视耗。耳劳于听，则血于听耗。心劳于思，则血于思耗。吾随事节之，则血得其养，故贵节劳。他指出："男女居室，虽生人之大欲所存，为圣王所不能禁，然使行之有节，保之有方，阴阳交接之间，亦何至受伤，何至受伤而成病？其所以受伤者，乃淫欲无充之故也。"（《杂病源流犀烛·卷十八·色欲伤源流》）虽然不主张摒弃房事，但认为房事要有节制。他认为："盖可知二八精通之后，即宜谨守其身矣。况于未至二八，精气尚涩，而可逞心淫荡乎？夫壮盛之年，其当谨慎色欲，不必言矣。《内经》曰：人生八八数，精髓竭，当节其欲。盖以人至五十始衰，六十则更衰，定当闭精勿泄，以养天和，由是生气强固而能长久，此至人之道也。"（《杂病源流犀烛·卷十八·色欲伤源流》）

（2）炼精

沈金鳌在《杂病源流犀烛》和《妇科玉尺》中，都提到了炼精之术。炼精为道教用语，指将体内之原精通过内丹修炼化为元气。在古代还有叩齿、鼓漱等方法。沈金鳌引用《保生书》曰："炼精者，全在肾家下手，内肾一窍名玄关，外肾一窍名牡户，真精未泄，乾体未破，则外肾阳气至子时而兴。人身之气，与天地之气两相吻合，精泄体破，则吾身阳生之候渐晚。有丑而生者，次则寅而生者，又次则卯而生者，有终不生者，始与天地不相应矣。炼精的方法为：炼之之诀，须半夜子时，即披衣起坐，两手搓极热，以一手将外肾兜住，以一手掩脐，而凝神于内肾，久久习之，而精旺矣。"

（3）节饮食

疾病和饮食种类密切相关，沈金鳌认为，酒能动血，人饮酒，则面赤手足红，扰其血。血气既衰之人，经过数月保养，精得充实，如果一夜大醉，精随损之，故贵戒酒。沈金鳌指出："浓郁之味，不能生精，淡泊之味，乃能补精，盖万物皆有真味，调和胜，则真味衰，不论腥素，但煮之得法，自有一段冲和恬淡之气。盖人肠胃能唉食谷味，最能养精，故贵慎味，此其大要也。"（《妇科玉尺·卷一·求嗣》）认为养生中饮食淡泊最为养精，认为凡煮粥饭，中有厚汁滚作一团，为米之精液，食之最能生精，并试之有效。明确提出生活中要戒酒，饮食清淡，才能养精，粥饭最能生精。

（4）调情志

情志与人的健康状况密切相关，沈金鳌认为，想要治其疾病，必先平复其心中疑虑、妄念、不平。对自己平生所做的事感到悔悟，便会放下身心，久之遂凝于神，则自然心君泰宁，性情平和，对祸福、生死坦然接受，慨然领悟，顿然解释，则心地自然清净，疾病自然安痊，如果能这样，则药未到口，病已忘。这是治疗心病的大法。

（5）服方药

中药在养生中起到了很大的作用，养生方就有成千上万种，沈金鳌也推崇了几个养生方，即宜五子衍宗丸、阳起石丸、续嗣丹、温肾丸等，并且说明了用法、功用及疗效。如遐龄万寿丹，用青绢袋盛之，怀于肚上，常令温暖，内服"五老还童丹"，可起养精益元之佳效。又如，神仙既济丹，专补诸虚百损，聪耳明目，开心定智，强阴健阳，延年益寿；补天大造丸，专能壮元阳，滋肾水，有天地交泰之妙，乃滋阴补阳之圣药，久久服之，并能延年益寿；三精丸久服轻身延年，面如童子；延年益寿不老丹，此方千益百补，久服功难尽言。

（6）气功导引

气功，是通过调身、调息，意守等，进行主动自我身心锻炼之方法；导引，则以导气令和、引体令柔为特点，乃主动之呼吸与躯体运动相结合的医疗体育保健法。沈金鳌认为，百病之生，皆由气之滞涩，药物之外，更加调养，则病可却而生可延。对气功、导引之法甚为重视，于每病方论后，有导引运动之法，详细介绍了归元、周天、行庭、通关等操作。如"运规十二则"谓："身若安和，气不必运，宜当守静定息，节饮除欲，则百病不生。若身稍有丝毫不快，宜速行运动。"（《杂病源流犀烛·卷十八·色欲伤源流》）具体方法，"运气当由后而前"，不可逆此，"行后定要收归原位"，"退欲火法，注念气海，记数斡旋，或记运尾闾升降之法，邪火自散，大固元阳"。以上方法，内容详尽，值得效法。

（六）方药

1. 用方特色

（1）重视经典方

沈金鳌所用方剂，以四君子汤、四物汤、六君子汤、六味丸、金匮肾气丸等基本方最多，在杂病、妇科、儿科中屡见不鲜。而这些经典方也体现了沈金鳌重视脾胃、重视气血的学术思想。

在《妇科玉尺》中，就有30余方以四物汤化裁而成。如和痛汤，为四物汤加延胡索、泽兰、香附、青皮、桃仁、红花；四物二连汤，为四物加胡黄连或黄连；白茯苓散，为四物汤加白芍、黄芪、人参、肉桂；和解四物汤，为四物汤加柴胡、黄芩、人参、半夏、甘草、姜、枣；必效四物汤，为四物汤加蒲黄；补骨四物汤，为四物汤加川乌、茜草、菖蒲；通润四物汤，为四物汤加火麻仁；立应四物汤，为四物汤加五灵脂；磨块四物汤，为四物汤加延胡索、桃仁、肉桂、熟大黄；愈风四物汤，为四物汤加荆芥、细辛、麻黄、防风、甘草；泻肝四物汤，为四物汤加秦艽、连翘、防己、龙胆草；逐邪四物汤，为四物汤加白附子、羌活、独活、薄荷、白芷；止渴四物汤，为四物汤加知母、黄柏、茯苓、黄芪；黄连四物汤，为四物汤加黄连；加减四物汤，为四物汤加羌活、防风、香附、白芷、甘草、苍术、石膏、细辛；增损四物汤，为四物汤加人参、干姜；宜气汤，为四物汤加白术、郁李仁、葶苈子、桑白皮、炙甘草、赤茯苓、陈皮；固血汤，为四物汤加黄柏、桑白皮、椿白皮；润肺汤，为四物汤加人参、厚朴、半夏、官桂、杏仁；秦艽汤，为四物汤加秦艽、石膏、羌活、独活、防风、黄芩、白术、茯苓、生地、白芷、细辛；三分散，为四物汤加白术、茯苓、黄芪、柴胡、人参、黄芩、半夏；加味四物汤，为四物汤加蒲黄、阿胶、蓟根、白芷；另加味四物汤，为四物汤加升麻、白芷、血余灰；断产方，为四物汤芸薹子；胶艾四物汤，为四物汤加阿胶、艾叶；元戎六合汤，又名元戎四物汤，四物汤加肉桂、附子；血虚带下方，为四君、四物二汤加陈皮、杜仲、黄芪、香附、砂仁、黄柏、知母；丁香胶艾汤，为四物汤加丁香、艾叶、阿胶；养血平肝散，为四物汤加香附、青皮、柴胡；解毒四物汤，为四物汤加黄芩、黄连、黄柏、山栀、生地；十全大补汤，为四物汤加人参、白术、茯苓、黄芪、肉桂。

（2）善用自制方

沈金鳌在临床中，也积累了大量的临床经验，并形成了自己的经验方，在论述中直接说明为"余自制方"，并说明疗效。沈金鳌的自制方，有沈氏潦泉丸、沈氏固脬汤、沈氏葳蕤汤、沈氏棉子丸、沈氏头风丸、沈氏荷叶汤、沈氏止衄丹、沈氏犀角汤、沈氏中暑汤、沈氏填脐散、沈氏温脐丸、沈氏血癥丸等。这些自制方主要用于以下疾病：

①遗尿

对于小儿遗尿，沈金鳌认为多由于湿热或因寒，用自制方沈氏潦泉丸（益智仁、茯苓、白术、白蔹、黑山栀、白芍）。益智仁，辛、温，入脾肾经，补肾固精缩尿；茯苓、白术利水渗湿；山栀、白蔹清心、肝、肾热；白芍养阴柔肝；全方清热而不伤阴，利水渗湿，固精缩尿。夹寒，去山栀，加山萸肉、巴戟天、干姜。

而产后小便失禁，则用沈氏固脬汤（酒炒桑螵蛸二钱，酒黄芪五钱，沙苑子、萸肉各三钱，酒炒全当归、茯神、茺蔚子各二钱，生白芍钱半，升麻二钱，羊小肚子一个），洗净，煎汤代水煎药。此方桑螵蛸、山萸肉、沙苑子固精缩尿，补肾助阳；黄芪、升麻益气升提；当归、白芍、茯神养阴补气、活血安神；茺蔚子辛温补肾，活血行气。全方补肾助阳，补益气血，固精缩尿，对产后气血两虚，引起的膀胱不固应有很好的疗效。

②头风

沈金鳌认为，头风为风寒入脑髓病，人素有痰火，风寒客之，则热郁而闷痛，妇女多患此病，并论述了新而暴者为头痛，深而久者为头风。沈金鳌对于偏正头风，连两太阳穴痛者，用自制方沈氏头风丸（煨天麻、麸枳壳、酒白芍、炒黑瓜蒌仁、於术炭各一两，姜炒半夏曲、煅蛤粉、炒焦枣仁各两半，黄连、吴萸五钱，同炒，去萸，砂仁、甘菊、炙草各五钱，酒归身四两，沉香屑四钱，檀香屑三钱，金石斛三两，黑枣肉二十枚，煎汤代水泛丸，空心，大枣汤下二钱）。偏正头风，连两太阳穴，并在肝胆经，以吴茱萸、黄连辛开苦降，泻肝经之火；当归、白芍、石斛滋阴养血；砂仁、枳壳、沉香、檀香理气止痛；半夏、白术燥湿化痰；天麻、蛤粉化痰、祛风、止痛；全方共奏清解肝热、滋阴养血、祛风止痛。

雷头风，痛而成核块，头面肿痛，憎寒壮热，状如伤寒，病在三阳。用自制方沈氏荷叶汤（落帚子三钱，升麻、川芎、制茅术各一钱，先将鲜荷叶一张，不得扯碎，水二碗半，煎至二碗，再入药，加生姜三片，煎七分服）。落帚子俗名地肤子，有祛风止痒之效；升麻发散风热，入阳明经；茅术燥湿健脾；荷叶清热解暑，升发清阳；全方清热祛风，升发清阳，三阳热毒清解，则头风而止。

③血证

血证，即出血性病证，包括目衄、鼻衄、齿衄、发斑、咳血（咯血）、吐血（呕血）、尿血、便血、崩漏下血等。沈金鳌认为，血证为火病，论述了各种血证的病因病机及用药。其中，有火热迫血妄行，而衄极甚，或不止，用自制方沈氏止衄丹（香附二两，川芎一两，黑山栀、黄芩各五钱共为末，每服二钱，开水下）。方中山栀、黄芩清热泻火；川芎活血行气，祛风止痛；香附疏肝理气。全方疏肝、行气、泻火，使肝气疏通，则火热自消。九窍出血者，因火盛之极，故卒然大惊，九窍皆出血。自制方沈氏犀角汤（犀角磨汁、黄连、荆芥炭、小蓟各一钱，龙骨生研八分，黄芩钱半，人参五分，水二杯，煎一杯，入侧柏汁五匙服）。方中犀角、黄连、黄芩清热泻火，荆芥炭、小蓟凉血止血，人参补气，龙骨敛气止血。

④流涎

沈金鳌认为，涕泪涎唾，为五脏所出。涎，由脾出，从口角流溢而不禁，涎自下而涌上，或时吐清水，为脾热所致，二陈汤加白术、白芍、升麻、黄芩、黄连、山栀、神曲、麦芽、干姜加减。若涎自两腮而流出不自知，睡则更甚，气若不能管摄，六君子汤加减。若流涎不已，脉洪大，甚喜笑舌暗，土病而反伤母，用自制方沈氏止涎汤（川连四分、黄柏八分、茯苓、茯神各一钱半，白术，苍术、半夏各一钱，姜炒陈皮五分，加竹沥、姜汁各三匙）。方中用茯苓、白术、陈皮、半夏、苍术燥湿健脾；用少量黄连、黄柏清热；加竹沥、姜汁化痰，使肺热得清，痰自消，则脾土运。

⑤癥瘕

沈金鳌认为，积聚癥瘕痃癖为因寒而痰与血食凝结病。引用薛立斋语：气之主，血主濡之，脾统血，肝藏血，故郁结伤脾，恚怒伤肝，多患血癥。腹胁作痛，属肝脾病，用沈氏血癥丸（五灵脂、大黄、甘草梢、桃仁泥各五钱，生地七钱，牛膝四钱，官桂二钱，延胡索、归身各六钱，三棱、蓬术、赤芍、川芎各三钱，琥珀、乳香、没药各一钱，酒糊丸，每服一钱，壮盛人钱半，消过半即止，再随病体立方服药）。此方在四物汤的基础上，加活血化瘀之桃仁、牛膝、五灵脂、乳香、没药，行气止痛之蓬术、三棱、延胡索。全方破血化瘀，行气止痛，力量较猛，因此叮嘱"消过半即止"。

寒积，感伤寒冷成积，腹中疼痛，必以手重按，或将物顶住稍可。沈氏棉子丸（棉子八两，升麻、炮姜各四钱，白术一两，半夏八钱，砂糖炒烊和丸，每服二钱，米汤空心下；服至半月许，当有寒积和稀痰一般随大便下，以下尽为度，既勿服，再服健脾温中暖腹之剂）。棉子辛热，有补肝肾、强腰膝，暖胃止痛、止血、催乳的功效，和炮姜共同祛寒除积；升麻入肺、脾、胃经，升脾胃之阳气；半夏、白术燥湿健脾。沈金鳌并在文后注明"此余自制方，神效"。

此外，还有毒风、中暑等沈氏自制方，都体现了沈金鳌继承古方但不拘泥于古方的精神，在继承中创新，形成了自己的经验自制方，这些自制方是沈金鳌经过大量临床总结而形成的有效方剂，值得我们在临床中继承和创新。

（3）传承经验方

沈金鳌不仅积累了自己的经验方，而且也很好地传承了业师的经验方，并在论著中加以说明。为后人临床提供了丰富的经验。

据《杂病源流犀烛·卷五·肿胀源流》记载，沈金鳌之师孙庆曾说："胀肿门，惟水病难治，其人必真火衰微，不能化生脾土，故水无所摄，泛溢于肌肉间，法惟助脾扶火，足以概之。而助脾扶火之剂，最妙是五苓散。肉桂以益火，火暖则水流；白术以补土，土实则水自障；茯苓、猪苓、泽泻以引水，则水自渗泄。"沈金鳌引用此文，旨在说明其师治人水病，无不用五苓散加减，无不应手而愈。如果不能治水病，以致决溃而死，是因为没有辨明病之根源，此方灵活运用，遵循而坚信，通过加减以收功；加减时，要明其药物之性，洞悉病根所在，而后所加所减，与原方配合，投之立效。

在《杂病源流犀烛·卷三十·跌仆闪挫源流》中，引用孙庆曾所传七方：脑伤方、熏拓方、神效方、跌打损伤方、跌伤方、坠马伤神方、双龙膏，专治跌打损伤。

脑伤方，主治跌打伤，脑子偏，不能活，头晕呕吐，立不直者。将伤人头扶起，立直，用细带一条圈头，看偏在左右何边大，即偏何边，将余带约三四尺长，扶直人身，将余带系在柱上，用细棍敲带之中，一时即正而愈。此方是即时急救方。

熏拓方，由当归、红花、桃仁、川断、杜仲各五钱，羌活、独活、乳香、没药、牛膝（下部伤用，上部不用）、秦艽各三钱，食盐二两，牛骨髓三两，奶酥抽二两半，麝香一钱，酒一斤，水煎浓汁，滤渣，再入乳香、没药，临用加麝香，用新布三块，长二尺，同煮热，将布纹干，于痛处更换拓，更用手掌揉之。此方专治跌仆闪挫，筋缩，骨出臼不入。兼治一切风湿痛强，及小儿龟胸龟背初起，将此药熏拓，亦能平也。

神效方，用丝瓜叶，花时清晨带露摘取，不老不嫩，肥厚者，阴干研末渗上，消肿止痛，续筋即愈。此方专治跌打损伤、金疮以及一切恶疮恶疖。

跌打损伤方，韭地上蚯蚓大者四条，去泥，阴干，雄土鳖切断自续者用十个，将当归、红花末喂养，色变透红，干为末，自然铜三钱，醋淬，手捻得碎为度，乳香去油、没药去油各一钱，下部伤少加牛膝。共研末，酒服，极重者壮人五厘，弱者二三厘，服后用单被覆之，四人四角按之，勿使轻动，出声即活。虽极渴欲饮，不得与汤水，两时后方与饮。

跌伤方，五加皮半斤，酒洗净，鸡一只，去毛杂，入五加皮于肚内，缝好，水酒煮烂，食鸡存骨，五加皮共炙为末，酒糊丸，每三钱，酒下。此方专治跌伤筋骨痛，不能行步，服之神效。

坠马伤神方，十字街头尿桶内尿二担，大锅煮热，待温，扶伤人入尿内，即时不痛，即饮尿一碗，一日止，即愈，终身不发，伤无痕。

双龙膏，脆蛇、赤芍、羌活各四两，没药三两，象皮、白芷、防风、荆芥、黄芩、乌蛇、山栀各二两，金银花、赤石脂、独活、连翘、僵蚕、全蝎、蝉蜕各一两，斑蝥、穿山甲、乳香、儿茶各五钱，蜈蚣十条，头发一把，黄丹四两，麻油八斤熬膏，用槐、桑、柳枝三根，不住手搅，药枯去渣，下丹，滴水不散为度。此方专治跌打损伤。

（4）剂型灵活多样

沈金鳌在处方运用中剂型多样，琳琅满目。既有内服，又有外用。内服方有汤剂、粉剂、膏剂、丸剂、捣汁服等，丸剂又有蜜丸、打糊丸、酒丸、粥丸等。外用的主要有敷剂、洗剂、搽剂等。例如：白蔹丸、杏仁膏、劫嗽丸、芩半丸、铺脐药饼等。

2. 用药特色

（1）重性味炮制

在《要药分剂》中，沈金鳌按宣、通、补、泻、轻、重、滑、涩、燥、湿分类。原是北齐徐之才按功用归类药物的一种方法，认为："自神农著《本经》，历代药性书，悉以草木金石等依类相次，读者几忘十字之义，并忘药有此十种之性，宜其制方用药，相反相庶，错杂以出之也。"（《要药分剂·自序》）沈金鳌博搜详审，取精用宏，如"余辑是书，爰据十剂以分门类，非取好异，欲阅者晓然于药之各有其性，因各有其用，庶临证时可无背云尔。"（《要药分剂·自序》）沈金鳌以十剂分类药物，其云："欲人晓然于药之各有其性，而宣、通、补、泻、轻、重、滑、涩、燥、湿，一览易知，不至引用错误也。"（《要药分剂·自序》）对每一种药物，首明主治，因药之功用不一。次详归经，见药与经各有所入。功用性味既明，用药则无误。几乎每味药都有炮制，但对于没有注明炮制的，沈金鳌说明"编中有不列炮制者，或以是药无甚制法，或制法众共皆知，便不复赞"。（《要药分剂·自序》）如对于补骨脂，沈金鳌引用雷公之论，认为此性燥毒，须酒浸一宿，再以东流水浸三日夜，蒸半日，晒干，胡桃肉同炒用。

（2）独述药之精义

在《要药分剂》中，沈金鳌对每一种药物详列"前人议论"，凡是作者本人所述，则用"鳌按"字附于后，多有卓见。如谓柴胡治疟当须据病情，若辨证准确，效如桴鼓；若疟非在少阳，则致杀人；若复受邪热，有痨而加少阳之邪，须斟酌使用；若真元虚损，不可再用柴胡散表。藿香能引清阳之气上通巅顶，针对赤白痢腹痛不止者，加入乳香无不效。如论秦艽可祛风湿，舒筋络，善治风湿痹证周身疼痛。认为络石专于舒筋活络，凡病人筋脉拘挛，不易伸屈者，服之效显。对于茯神木，沈金鳌在按语中曰："肝风内煽发厥，不省人事者，余每重用茯神木治之，无不神效。盖此症虽属肝，而内煽则必上薄于心，心君为之不宁，故致发厥，茯神本治心，而中抱之木又属肝，以木制木，木平则风定，风定则心宁，而厥自止也。"（《要药分剂·卷二·宣剂下》）又云："白前性无补益，虽寇氏称其能保肺气，但其功能专于降气，气降故痰亦下，故惟肺气壅实兼有痰凝塞者，用之无不奏功，若虚而更气者，不可投也。"（《要药分剂·卷六·泻剂上》）由上可见，沈金鳌颇具用药心得，足见其临证经验之丰富。

（3）据时令用药

沈金鳌根据时令之气的升降而加减变化用药。一般来说，春夏应稍加升浮类的药物，秋冬稍加收降类药物，以顺应四时气机升降的变化，对于疾病的恢复起到促进作用。在《杂病源流犀烛》中，论述泄泻不论新久，皆太阴受病，不可离白术、白芍、甘草；若四时下利者，于前三药外，春加防风，夏加黄芩，秋加厚朴，冬加附桂。在咳嗽哮喘篇中，根据四季的不同加减用药，春嗽，春气上升，宜清气，宜二陈汤加川芎；凡咳遇春即发，为脾病，健脾为主，宜异功散加止嗽药；夏嗽，炎火逼肺也，无黄连不愈，宜桔梗汤加石膏、黄连；秋嗽，燥金用事也，宜二陈汤加桑白皮、天冬；秋未发嗽，交夏方愈，寒包热，还须解表，宜二陈汤加柴胡、葛根；冬嗽，风寒外束，亦须发散，宜二阵汤加麻黄、杏仁、羌活、防风。

在中风源流中，根据节气的不同加减处方。如春大寒之后，则加人参、半夏、柴胡、木通，迎而夺少阳之气；望夏谷雨之后，则加石膏、黄芩、知母，迎而夺阳明之气；季夏湿土主令，则加防己、白术、茯苓，胜脾土之湿；望秋大暑之后，则加厚朴、藿香、官桂，迎而夺太阴之气；望冬霜降之后，则加桂、附、当归，胜少阴之寒。

上述用药思想，也体现在噎膈源流中，根据寒月、暑月不同，灵活遣方。

（4）据发作时间用药

中医学认为，人体的气血升降随着昼夜的阴阳转化而变，疾病的发展变化也会随着昼夜阴阳的转化而变。沈金鳌根据疾病的发作时间辨证用药，体现了其用药的灵活性。

沈金鳌论咳嗽时，就分为五更咳、晨咳、上半日、下半日咳，午后咳，黄昏咳，上半夜、后半夜咳等。如五更嗽，或五更痰多，或清晨痰多，总皆脾虚所致，宜六君子汤加炮姜。日夜不咳，但朝晨咳几声，宜二陈加黄芩、桔梗，桑白皮。日夜亦嗽，惟早晨嗽更甚。胃中有食积，至此时火气流入肺中，宜泻白散加知母，或二母散，五更嗽同。上半日咳，痰稠黄，为胃火，宜二陈汤加竹茹、贝母、石膏。午后咳，痰黑黏滞，为阴虚火动，宜六味作汤，加止嗽药。黄昏咳，肾经阳衰阴弱，为虚火上炎，当补脾肺，生肾水，不可专用嗽药，宜六味丸、六君子汤间服；不论大人小儿，黄昏熟睡中忽咳两三声，为食积痰，消其痰而咳自止，宜二陈汤加山楂、神曲、麦芽。后半夜嗽，为风，宜二陈汤加防风。日轻夜重咳，为血少，宜二陈汤多加当归即止。凡黄昏五更，上半夜咳属实，后半夜咳属虚。

针对痫证，如晨朝发者，病在足厥阴肝；黄昏发者，病在足太阴脾；平旦发者，病在足少阳胆；日中发者，病在足太阳膀胱；亥时发者，病在足阳明胃；中夜发者，病在足少阴肾。治疗时务加引经药，肝经，加柴胡、吴茱萸；脾经，加升麻、葛根、白芍；胆经，加柴胡、青皮；膀胱经，加羌活；胃经，加白芷、石膏；肾经，加肉桂、知母、独活。

（5）根据个体差异用药

沈金鳌的用药特点，也体现在年龄不同上，老人、小儿、孕妇等用药，在各篇中论述颇多。老年气血虚，津液往往不足，治疗泄泻时必用升提阳气的药物，而治疗便秘不可轻用硝黄，宜八珍汤倍当归加肉苁蓉、苏子、杏仁、陈皮。同样，根据小儿和妊娠妇人，用药也很灵活。

沈金鳌认为，老人诸泄，不能拘于渗泄分利之法，因人生五十后，升气少，降气多，渗泄分利，是降而益降，益其阴而重竭其阳，必用升提阳气之品，宜升麻、柴胡、独活、防风、甘草，佐以白术、附子、补骨脂。

至于老人便秘，原因较多，不可概施方剂。肠胃积热，致二便燥涩，宜疏风顺气丸。风秘宜小皂角丸。虚而兼风秘，宜二仁丸。虚而兼气秘，宜橘杏丸。虚而兼血秘，宜苏麻粥、三仁粥。

老人深秋患痢呃逆，最宜小心，宜黄柏末，米饮丸，人参、茯苓、米汤下。胎前作痢，不可轻用伤胎药，宜黄芩、黄连、白芍、炙甘草、橘红、枳壳、红曲、莲肉，略用升麻亦可；未满七月，勿用滑石。产后作痢，积滞虽多，腹痛虽极，不可轻用荡涤药如大黄、芒硝之类，恐伤胃气，宜人参、白术、当归、红曲、升麻、炙甘草、滑石、益母草。恶露未尽者兼治，宜加乳香、没药、砂仁。血虚者稍清理，宜加阿胶。

小儿睡中遗尿，多由于实热，而间或因寒宜沈氏潴泉丸，夹寒，去山栀，加萸肉、巴戟、干姜。老人淋漓不禁，多由于虚寒，而间亦有热，宜大菟丝子丸为主，酌其寒热以为治。

妊妇尿出不知，由脬热，宜加味逍遥散，或由脾肺气虚宜补中益气汤，或由肝肾阴虚宜六味丸。产后小便不禁，由脬损，宜沈氏固胞汤，或用八珍汤、补脬饮，由膀胱气虚，宜加味补中益气汤，或由膀胱阴虚宜补肺肾。这些论述都体现了沈金鳌用药因人制宜，给后世用药提供了借鉴。

（6）活用引经药

沈金鳌用药，处处不忘引经药的运用，在《杂病源流犀烛》肿胀源流中多有论述。凡水肿，必有目胞上下浮胖，肢体沉重，咳嗽怔忡，腰间清冷，小便黄涩，皮肤光亮诸状。今若心水病，必兼身重，少气不得卧，烦而躁，其阴必大肿，引经药加黄连、细辛。肝水病，必腹大不能转侧，胁肠痛，时时津液生，小便续连，引经药加柴胡、川芎、青皮、吴茱萸。肺水病，必身肿，小便难，时鸭溏，引经药加桔梗、升麻、白芷。脾水病，必腹大，四肢重，津液不生，少气，小便难，引经药加升麻、苍术、葛根、白芍。肾水病，必腹大脐肿腰痛不得卧，阴下湿，足逆冷，面黄瘦，大便反坚，引经药加独活、知母、细辛、肉桂。

在《杂病源流犀烛·卷九·诸痫源流》中，论述痫证加引经药，病在肝，加柴胡、吴茱萸；病在脾，加升麻、葛根、白芍；病在胆，加柴胡、青皮；病在膀胱，加羌活；病在胃，加白芷、石膏；病在肾，加肉桂、知母、独活。这些引经药的使用，疗效达到了事半功倍的效果。

同时，沈金鳌认为，臂为六经分布之处，故其为病，须即病处分别之。试以两手直伸，其臂贴身垂下，大指居前，小指居后，若前廉痛属阳明，宜升麻、白芷、葛根；后廉痛属太阳，宜羌活、藁本；外廉痛属少阳，宜柴胡、黄芩；内廉痛属厥阴，宜柴胡、青皮；内前廉痛属太阴，宜升麻、白芷、葱白；内后廉痛属少阴，宜独活、细辛。此六经分配之处，不可不辨明。

另外，沈金鳌根据三焦的不同特性、六经的分布特征用药，体现了用药灵活思辨。如上焦热，宜山栀、黄芩；中焦热，宜黄连、黄芩；下焦热，宜知母、黄连。此为治闭癃的大法。

（7）根据五脏用药

药物有各自的气味特点、阴阳属性，因而各具不同的治疗作用。药物的五味结合五脏的苦欲补泻，使得疗效显著，而沈金鳌正是发挥了此方法，在著作中体现了五脏用药的方法。

在《杂病源流犀烛·卷七·诸汗源流》中，沈金鳌指出，五脏虚衰皆能致汗。其专由心虚而汗者，法当益其血脉，宜当归六黄汤。其专由肾虚而汗者，法当助其封藏，宜五味子汤。若由肺虚而汗者，则必固其皮毛，宜黄芪六一汤。由脾虚而汗者，则必壮其中气，宜补中益气汤。由肝虚而汗者，则必禁其疏泄，宜白芍汤。

在《杂病源流犀烛·卷十六·痰饮源流》中，也体现了这一特点。认为在肺为燥痰，其色白，咯出如米粒，多喘促，寒热，悲愁，脉必涩，宜利金丸。在心为热痰，其色赤，结如胶而坚，多烦热，心痛，口干，唇燥，喜笑，脉必洪，宜半黄丸。在脾曰湿痰，其色黄，滑而易出，多倦怠，软弱喜卧，腹胀食滞，脉必缓，宜白术丸；或夹虚宜六君子汤，夹食宜保和丸，夹暑宜消暑丸，夹惊宜妙应丸，各宜从脾分治。在肝为风痰，其色青，吐出如沫，多泡，四肢闷满，躁怒，二便闭，脉必弦，宜川芎丸加半夏、天南星、防风丸。在肾为寒痰，其色有黑点，吐出多稀，多小便急痛，足寒逆，心恐怖，脉必沉，宜胡椒理中丸或加天南星、半夏。

这些都体现了沈金鳌在治疗中能够联系五脏，根据五脏生理功能和病理变化的特点，总结用药的基本规律，使得药力能达到五脏，提高疗效。

（8）辨岁气所属

《素问·五常政大论》曰："必先岁气，无伐天和。"岁气，指一年的岁运之气，亦即四时的气候变化。伐，克伐，亦含有违背的意思。"必先岁气，无伐天和"，简单地说，就是治疗疾病时，首先必须了解和考虑不同时期的气候特点，因时制宜，不可违背自然规律。

沈金鳌用药也体现这一思想，如对于发热的认识，沈金鳌强调发热之时，如果必是出疹，急用疏散透肌的方法，还必辨明乎岁气所属，辨时令所宜，而后用以配君臣佐使。人中黄属土甲己年为君，黄芩属金乙庚年为君，黄柏属水丙辛年为君，黄连属火戊癸年为君，栀子黄属木丁壬年为君，既以其年所属为君，即以余年所属为臣，而荆芥、防风、苏子、连翘、苦参、牛蒡子、山豆根，皆其佐、使。所谓时令，如温暖时必用辛凉，宜防风解毒汤；暄热时必用辛寒，宜黄连解毒汤；大寒时必用辛温，宜桂枝解毒汤；时寒时暖必用辛平，宜升麻解毒汤。这些在沈金鳌治疗疾病的过程中多有体现。

沈金鳌

临证经验

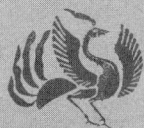

一、内科 🕊

（一）肺病

1. 咳嗽

沈金鳌详细地论述了咳嗽的病因，认为外因为风、寒、热、湿，内因为痰、气、郁、血、火等，共计16种，针对不同的病因选用不同的方药，用药灵活多变，并不拘寒热。病机与肺、脾、肾关系密切，并有虚实、寒热、新旧之分。详细论述了咳嗽的六腑证及兼证。沈金鳌最大的特点，是在辨证咳嗽的时间上更加详细精确，按咳嗽时间分为春夏秋冬咳；一日咳中分为上半日、午后、黄昏咳；晚上咳嗽分为上半夜、后半夜、五更咳等，并对每一种咳嗽的用药处方及禁忌加以说明，体现了沈金鳌丰富的临床经验。现概要阐述如下：

（1）咳嗽十六因

风嗽，若风乘肺，脉浮，必兼鼻塞，流涕声重，口干喉痒，憎寒发热，自汗恶风，烦躁，话未说完就咳嗽，宜款冬花散（麻黄、贝母、阿胶、杏仁、炙甘草、知母、桑白皮、半夏、款冬花）、金沸草散（金沸草、麻黄、前胡、荆芥、甘草、半夏、赤苓、细辛）。

寒嗽，若脾肺受寒邪，脉弦微，必兼面白口甘，水反侮土，腹中大寒，痰白作泡，口甘涎沫，胃寒不和，必须以辛甘热去除寒邪，宜紫苏饮子（苏叶、杏仁、桑白皮、青皮、陈皮、五味子、麻黄、甘草、人参、半夏、生姜）、半夏温肺汤（半夏、细辛、桂心、旋覆花、陈皮、人参、桔梗、白芍、甘草各一钱、赤苓六分）。如遇寒即发，为寒包热，解表则热自除，宜桔梗汤（桔梗、香附、山栀、黄芩、前胡、贝母、知母）加麻黄、防风、杏仁、陈皮、紫苏、木通、黄芩。寒伤肺而咳，脉紧，必兼鼻塞声重，憎寒发热，无汗，烦躁，不渴胸紧，甚至音哑，宜二陈汤加麻黄、杏仁、桔梗。

热嗽，伤于暑热而咳嗽，其脉数，必兼口燥，声嘶，烦热引饮，或吐涎沫，甚至咯血，宜洗肺散（半夏三钱，黄芩、天冬、麦冬各二钱，五味子、杏仁各一钱，甘草五分，姜五片）、芩半丸、黄连化痰丸。但咳嗽面赤，胸腹胁常热，惟足有时冷，其脉洪滑者，必热痰留滞于内，所以嗽而胸满，宜半黄丸、小陷胸汤（黄芩一两半、天南星、半夏各一两）。

湿嗽，若湿邪伤脾，其脉濡细，必兼骨节烦疼，四肢沉重，或有汗，小便不利，痰多宜白术汤、白术丸。

郁嗽，即火嗽。脉数，必兼面赤，或肺胀喘急，睡不安，痰少，甚者干咳而无痰，乃肾水枯涸，邪火独炎所致，宜清化丸（贝母一两、杏仁五钱、青黛三钱）、清金降火汤（陈皮、杏仁各一钱半，赤苓、半夏、桔梗、贝母、前胡、瓜蒌仁、黄芩、石膏各一钱，枳壳八分，甘草三分，生姜一片）。

劳嗽，虚劳咳嗽，脉细数，必兼盗汗出，痰多，作寒热，火升喘促，由于酒色过度，虚劳少血，津液内耗，心火上炎，遂使燥热乘肺，唾咯脓血，上气涎潮，咳嗽连续不已，宜人参清肺汤、诃黎勒丸（诃子皮五钱、海粉、瓜蒌仁、青黛、香附、杏仁、贝母各二钱半）、人参芎归汤（当归、川芎、白芍各一钱半，赤苓、人参、陈皮、半夏、阿胶、细辛、五味子、甘草各七分）。

食积嗽，伤食生痰，久积发咳，其脉数硬，必兼胸满噫酸，发热，或稠痰壅滞喘满，皆由胃火上炎，冲逼肺气，久而不愈，认为此非青黛、瓜蒌不除，瓜蒌丸、二母宁嗽汤（石膏二钱，知母、贝母各一钱半，山栀、黄芩各一钱二分，瓜蒌仁、赤苓、桑白皮、陈皮各一钱，枳实七分，甘草二分，五味子十粒，生姜二片）。

气嗽，七气积伤成咳，脉浮洪滑数，必兼上气喘急，痰涎凝结，或如败絮，或如梅核，滞塞咽喉，吐不出，咽不下，多因七情郁结，或劳伤脾肺，甚而多吐脓血，渐成肺痿，将作劳瘵。然气嗽一症，妇人多有，宜团参饮子（人参、半夏、紫菀、阿胶、百合、天冬、款冬花、杏仁、桑叶各一钱，细辛、甘草各五分，五味子十五粒，加生姜二片）、苏子降气汤、星香丸。

痰嗽，咳嗽有痰声，痰出后咳嗽停止，脉浮滑，必兼胸膈满，痰涎多，或寒热交作，面浮如盘，缘湿痰在胃，上干于肺，宜半瓜丸、滴油散、澄清饮。其中有一种咳嗽发作时，直至顿吐饮食，痰物俱尽，咳嗽方止，此乃肝木克脾土，风痰壅盛所致，宜白圆子。

干嗽，肺中无津液，脉细涩，必兼气弱或促，乃痰郁火邪于肺中，轻则连咳数十声，方有痰出，重则虽多咳亦无痰，故为干咳嗽，极难治，始宜用苦桔梗以开之，再用补阴降火之剂，不已，则成劳瘵，在不得志者多患此咳嗽，宜干嗽补肺膏、加味二母丸、琼玉膏。

血嗽，嗽而多唾瘀血，其脉浮芤而数，必兼喉中有腥气，或因上焦有热，血瘀沉闷，嗽声连并，气不得透宜桑皮散，或因打仆损伤肺气作咳，多吐黑血宜当归散。

酒嗽，伤酒而成，盖酒大热有毒，或冷热兼饮，日久渐伤胃脘，其气结聚不流，致成湿痰作嗽宜瓜蒌青黛丸、瓜蒌杏连丸、蜂姜丸。

久嗽，诸般嗽久，盖积痰留聚肺脘，黏滞如胶，以致气不升降，或上气喘急宜蜂姜丸、贝母汤（贝母姜制、干姜、五味子、陈皮、半夏、柴胡、肉桂各五钱，黄芩、桑白皮各二钱半，木香、甘草各一钱二分半）、加味百花膏（紫菀、款冬花各一两，百部五钱）。并有至数十年不愈，宜马兜铃丸

（马兜铃、杏仁、半夏各一两）、润肺除嗽饮（款冬花、紫菀、麻黄、陈皮、石膏、半夏、桔梗、桑白皮、枳壳、乌梅肉、罂粟壳各七分，杏仁、薄荷、甘草各五分，五味子九粒，加姜三片，茶叶三分）。

火嗽，火热嗽，其脉洪数，必兼面赤，烦渴引饮，有声痰少。或由肺有积热，宜清肺饮。或由伤寒潮热，痰盛，胸胁痛，宜柴胡枳桔汤。或由火郁肺胀，气急息重，宜海青丸。盖以肺肾二经，乃人身之化源，二经有亏，则化源绝，故痰火益盛，而嗽发不止，宜滋阴清化丸（生地、熟地并酒浸，天冬、麦冬各二两，黄柏盐酒炒一两半，酒白芍、茯苓、山药、枸杞子、玄参、薏苡仁各一两，五味子七钱，甘草五钱）。

夜嗽，阴虚嗽，多属肾气亏损，火炎水涸或津液壅而为痰，故夜间属阴分，阴气相感，故咳声不绝，到破晓方缓解，或兼口苦，胸痞，胁痛，多吐涎沫，不进饮食，故夜咳必用知母，切忌生姜，以其辛散，恐复伤阴。古人多以六味丸加知母、黄柏、天冬、贝母、橘红，以滋化源，宜滋阴清化丸、麻黄苍术汤。

天行嗽，感时行之气而咳嗽，因为时令不正，人多感冒，以致痰盛，寒热，或鼻塞声重，宜人参饮子、一服散（大半夏三十，杏仁七十，罂粟壳二十，乌梅二十，阿胶一钱，生姜十片，紫苏十叶，甘草一钱）。也有四时感受风寒而咳嗽，不完全由实行之气，宜参苏饮。

（2）辨证论治

①咳、嗽之辨

沈金鳌辨咳和嗽，有声无痰为咳，认为不是无痰，是因为痰不易出，病在肺，肺主声，故声先而痰后。有痰无声为嗽，不是无声，是因为痰随嗽出声不甚响，病在脾，脾藏痰，故痰出而嗽止。二者总因心火困土克余所致。因咳有痰，重在咳，肺为主，急宜顺气，肺恶温燥，橘红、贝母、桔梗、桑白皮、知母、麦冬、紫菀为要药。因痰致嗽，重在痰，脾为主，速宜消痰，脾恶寒润，苍术、白术、天南星、半夏为要药，兼以清火。

②辨内伤外感咳

内伤咳嗽，多因饮食不节、情志失调引起，多伤其阴，阴虚阳浮，水涸金燥，喉痒而咳，最忌辛香助阳，宜甘润之法，多选保和汤、滋阴清化丸，以滋养肺阴，水旺气畅，而咳自愈。若命门火衰，气不化水，不必拘泥滋阴之法，也可酌用参、羌、附、桂等温散之品。

外感咳嗽，多因风寒暑湿引起，多伤阳气。若用寒凉收敛，必连绵不解，变生他证，故宜辛温宁嗽汤，或二陈汤加防风、紫苏之类，根据其感受外邪的性质散其邪，肺清而咳嗽自然停止。若病气形气俱虚，又当补益以温解，如参苏饮用人参，桂枝汤用甘草、白芍，贵在实脾，脾实则肺金得养，扶正以祛邪，咳嗽自愈。

③辨五脏六腑咳

沈金鳌结合《黄帝内经》咳嗽的相关理论，根据脏腑主病的不同，配以相应的引经药。

肺咳，喘息有音，甚则唾血，宜以桔梗、贝母、瓜蒌、桑白皮、苏子、天花粉等肺经药宣肺化痰止咳。肺咳不已，大肠受之，咳则遗尿，宣肺加升麻，泄肠加大黄，方选余粮汤。

心咳，心痛兼喉中如梗状，甚则咽肿喉痹，宜以黄连、细辛、郁金、麦冬、远志等心经药清心宣肺止咳。心咳不已，小肠受之，咳则失气，气与咳俱失，宣肺加桔梗，泄心加木通，温肠加小茴香，方选芍药汤。

脾咳，右胁下痛引肩背，甚或不可动，动则咳剧，宜以半夏、苍术、白术、陈皮、大腹皮等脾经药燥湿健脾化痰止咳。脾咳不已，胃受之，咳则呕，或吐长虫，宣肺加升麻，降胃火加石膏，健脾燥湿加益智仁、厚朴，方选乌梅丸。

肝咳，左胁下痛，甚则不可以转，转则两胁下满，宜以柴胡、前胡、川芎、青皮、青黛等肝经药疏肝泻火，宁肺止咳。肝咳不已，胆受之，咳则呕胆汁，宜肺加川芎，疏肝加青皮，方选黄芩汤（黄芩、生姜、半夏、甘草）。

肾咳，腰背相引痛，舌干咽咸，甚则咳涎，宜以独活、天冬、山茱萸、补骨脂等肾经药补肾生津，润肺止咳。肾咳不已，膀胱受之，咳则遗溺，散寒除湿加羌活，散结行滞加橘核，方选茯苓汤（茯苓、桂枝、生姜、炙甘草）。

久嗽不已，三焦又受之，咳则腹满，不欲饮食，加川芎宣通气血，加青皮通调腹气，方选木香顺气散。心包络咳，咳则心胸间隐隐作痛，宜以丹皮、山栀、肉桂等心经药泄心通脉止咳。

④辨脏腑余证

肺胀如痰夹瘀血，或左或右，夜寐欠安，动则喘急者，方选四物汤加山栀、红花、诃子、青皮、竹沥、姜汁等。喘不得卧为不治。肺劳热，生虫如蚕，咳逆气喘，为膏肓病，针灸不至，宜驱二竖丸（麦冬、炮姜、川椒、黄芪、人参、肉桂、百部、白术、远志肉、细辛、炙甘草、杏仁）。脾胃先虚，不能制水，水泛为痰，水冷金寒而咳，宜六君子汤加减。过服凉冷，脾胃受伤，寒水夹木势而上侵肺胃，前病未除，新痰更甚，若进寒凉，会加重病情，急补土母，宜八味丸，或六君子汤加炮附。如果火烁肺金而咳，医者大多都会清金降火，用黄芩、黄连、天冬、麦冬、知母、黄柏等，沈金鳌认为这样咳嗽会更厉害，应该急补北方以泻南方宜六味丸、桔梗汤（桔梗、香附、山栀、黄芩、前胡、贝母、知母）。补阴后，随用参芪救肺，使金土相生，应该有先后顺序的，如果用人参、黄芪先壮水，则阳火愈旺，肺金愈伤。

⑤辨新久虚实咳

新咳多有实邪，风则散之，宜参苏饮；寒则发之，宜二陈汤加紫苏、葛根、杏仁、桔梗；热则清之，宜金沸草散去麻黄、半夏，加薄荷、五味子、杏仁、桑白皮、贝母、茯苓、桔梗、枇杷叶之属；火则泻之，宜清火止咳汤；湿则除之，宜白术汤；痰则涤之，宜加味二陈汤。有久痰忽咳，痰虽久而咳则暴，亦为新咳，必新伤风食，风则疏之，宜消风宁嗽汤；食则消之，宜大安丸去连翘、黄连，加桔梗、枳实等。

沈金鳌认为久咳，多属虚属郁。气虚宜补中益气汤，血虚宜阿胶四物汤。血虚火盛，喘咳声嘶，宜芩连四物汤。气血两虚，宜宁肺汤。虚劳嗽，痰热渴汗宜滋阴清化丸。虚劳咳血痰喘宜五汁膏（天冬、麦冬各二钱半，生地、薄荷各二钱，贝母、丹皮各一钱，茯苓八分，犀角、羚羊角各五分，梨汁、藕汁、莱菔汁、蔗汁、人乳汁各二杯）。虚劳嗽一二声，无痰，夜则发热，过后则冷，睡多梦，宜劫劳散。火郁于肺，咳则有声无痰宜桔梗汤。湿痰内郁，痰出则咳少止，少顷又咳，宜加味二陈汤。有咳久伤脾，满面生疮，宜人参蛤蚧散。久咳失音，宜杏仁膏、清肺汤。久咳失气，宜劫嗽丸（白芍、黄芪、人参、甘草、熟地、麦冬、茯苓、当归、五味子、阿胶、半夏）。久咳面目浮肿，宜葶苈散。久咳不止，诸药不效，宜噙化丸（熟地、阿胶、五味子、贝母、款冬花、杏仁、人参、炙甘草）、立效方（五味子四钱，贝母、瓜蒌各五钱，杏仁、苏梗、天冬各一两，款冬花八钱，葱白七根，川椒每岁一粒）。久咳成痨，宜保和汤。久咳经年百药不效，余无他症，但与劳嗽不同，宜百部膏、乌梅膏。痰郁火郁在中，咸干咳嗽者，此症极难治，先用开剂，宜逍遥散重加桔梗，后用补阴之品，宜本事鳖甲丸加熟地、当归、白芍、麦冬、阿胶、茯苓。

⑥辨咳时间

沈金鳌根据四季辨咳嗽，运用二陈汤随四气特性加减，方简而意深。如春季咳嗽，春气上升，宜清气，宜二陈汤加川芎。认为咳嗽遇春即发，为脾病，健脾为主，宜异功散加止嗽药。夏季咳嗽，炎火逼肺，无黄连不愈，宜桔梗汤加石膏、黄连。秋季咳嗽，宜二陈汤加桑白皮、天冬。秋末咳嗽，交夏才能痊愈，为寒包热，还须解表，宜二陈汤加柴胡、葛根。冬季咳嗽，风寒外束，亦须发散，宜二阵汤加麻黄、杏仁、羌活、防风。

沈金鳌对咳嗽的辨证最为详尽，根据咳嗽在一天的不同时辰辨证，可见其灵活思辨的思想。如五更嗽，或五更痰多，或清晨痰多，为脾虚所致，宜六君子汤加炮姜。日夜不咳，但朝晨咳几声，宜二陈汤加黄芩、桔梗、桑白皮。日夜亦嗽，惟早晨嗽更甚，胃中有食积，至此时火气流入肺中，宜泻白散加知母，或二母散，五更嗽同。上半日咳，痰稠黄，胃火也，宜二陈汤加竹茹、贝母、石膏。午后咳，痰黑黏滞，阴虚火动，宜六味作汤，加止嗽药。黄昏咳，肾经阳衰阴弱，虚火上炎，当补脾肺，生肾水，不可专用咳嗽药，宜六味丸、六君子汤间服；不论大人小儿，黄昏熟睡中忽咳两三声，食积痰，消其痰而咳自止，宜二陈汤加山楂、神曲、麦芽。后半夜嗽，为风，宜二陈汤加防风。日轻夜重咳，血少，宜二陈汤多加当归即止。凡黄昏五更，上半夜咳属实，后半夜咳属虚。

（3）咳嗽用药禁忌

沈金鳌引用《医学入门》的咳嗽禁忌，凡久咳，忌用人参、半夏、陈皮等燥药；久喘，忌人参；气嗽，忌罂粟壳、肉豆蔻等涩药。并赞同朱丹溪的论述，凡咳嗽，口干咽燥而有痰者，忌天南星、半夏，宜瓜蒌仁、贝母；若有饮水者，忌瓜蒌，恐腻膈。

2. 哮证

沈金鳌认为，哮为肺病，治疗时先辨哮、喘、短气三证异同。治法为淡饮食，行气化痰为主。用药上也提出禁凉剂恐风邪难解，禁热剂恐痰火易升，苏子、枳壳、青皮、桑白皮、桔梗、半夏、前胡、杏仁、山栀皆治哮必用之药。

（1）辨哮、喘、短气

喘者，促促气急，嗡嗡痰声，张口抬肩，摇身撷肚。哮与喘相类，但不似喘开口出气之多，而有呀呷之音。呷者口开，呀者口闭，开口闭口，俱有声音，呀呷二音，合成哮字，以痰结喉间，与气相击，故呷呀作声。短气为呼吸虽急，而不能接续，似喘而无痰声，亦不抬肩，但肺壅而不能下。

（2）治法方药

沈金鳌认为，治疗哮证应淡饮食，行气化痰为主。哮之一证，古人专主痰，后人谓寒包热，治法宜解表，宜陈皮汤，冬加桂枝。沈金鳌认为，都感于幼稚之时，客犯盐醋，渗透气脘，一遇风寒，便室塞道路，气息急促，故多发于冬初，必须淡饮食，行气化痰为主，宜千金汤（麻黄、桑白皮、苏子、杏仁、白果、黄芩、半夏、甘草、款冬花），认为该方能治一切哮。对于古人主张禁凉剂、禁热剂，有自己的看法。认为禁凉剂恐风邪难解，禁热剂恐痰火易升，苏子、枳壳、青皮、桑白皮、桔梗、半夏、前胡、杏仁、山栀皆治哮必用之药。并强调在八九月天气未冷时，用大承气汤以下其热，可使冬季不发生外寒里热病证。

3. 喘证

沈金鳌认为，喘为肺病，喘病因很多，但无不根于虚。其对于各种喘证详细论治，治法上认为降气、清火、润肺为治喘的平和之法，用药上通忌敛涩、升发、燥热、酸咸之品。

（1）病因病机

沈金鳌认为，《内经》论喘之因甚多，但主要在热，归结为虚。引用王海藏论述，言喘因有火，并补充了火之由来。病因有风寒外束、食积、气虚、药物等。

沈金鳌推崇王海藏之说，认为气盛有余便是火，气盛当作气衰，有余当作不足，肺气果盛有余，则清肃下行，岂复为喘，皆以其火入肺，炎烁真阴，气衰不足，故喘。所谓盛有余者，非肺之气，肺中之火。认为海藏诚发千古之精奥，而犹未究火所由来。沈金鳌补充了火之由来，认为火有余，即水不足，诸逆冲上，壮火食气，销烁肺金。真阴虚，故火益旺，症状多自小腹下火起而上，左尺大而虚，不是四物阴血之剂可治疗。下焦龙火，也不是寒凉可降。如果夹痰，乃水夹木火而上，非竹沥积半能消，应当补泻兼行，宜六味作汤，加麦冬、五味子，大剂浓煎服，则水自升，火自降，痰自消。若六脉俱沉实，遍身痰气火气，坐卧不得，宜黄连膏。

总之，喘之原因虽多，但其根本在虚，元气衰微，阴阳不接续，最易汗脱而亡，一时难救。沈金鳌认为，人身气血阴阳，如连环式样一般，两圈交合之中，一点真阳。牵扯和匀即呼吸调息，若不接续，即见鼻扇唇青，掀胸抬肚，张口摇肩等状，脉亦不续，无神即死，为喘证恶候。

（2）辨证论治

沈金鳌根据喘证的病因辨证，不外外感、内伤、脏腑余证引起各种喘证。如：

火郁喘，六脉俱涩，或沉伏，四肢厥冷，拂拂气促而喘，以为有余，脉却不紧数，以为阴虚，尺脉又鼓指，寒热俱难投，惟当宣散蓄热，宜逍遥散加黄连、吴茱萸，使之发汗，若痊愈，再养阴和阳，宜六味丸。

水气喘促，乃水气逆行乘肺，肺得水而浮，喘不能卧，气不宜通，当利小便，宜桂苓甘术汤、肾气丸。

风寒外束喘，喘必有力，其气粗，有余喘，宜三拗汤。

劳碌气虚喘，必呼吸急促，宜六君子汤。

胃虚喘，抬肩撷肚，喘而不休，宜五味子汤（五味子、人参、杏仁、麦冬、陈皮、白术）。

食喘，凡病初起即喘急，多食，或放屁，或咬人，或见壮脉，因饱食所致，消食自愈，宜资生丸（人参、白术、茯苓、橘红、山楂、神曲、川连、白蔻仁、泽泻、桔梗、广藿香、白扁豆子、建莲肉、薏苡仁、山药、芡实、麦芽）。

痰喘，动作便有痰声，宜先服定喘汤加瓜蒌3剂，次照痰证治疗。

痰甚喘，痰声更甚，喘不休，宜神仙住喘汤（黑丑头末一钱，明矾三分，皂角四分，木香三分，人参一分）。气喘，呼吸急促无痰声，宜定喘汤。

火喘，乍进乍退，食则减，已则发，宜桔梗二陈汤。

暑喘，遇暑热即病，宜清暑益气汤。

湿喘，不论内蒸外感，皆胸满，张口促急，以利水为要，宜渗湿汤。

阴虚喘，火自脐下上冲，便喘不休，宜四物汤加知母、黄柏、麦冬、五味子，间服六味丸。

肺痈喘，必口燥，胸中隐隐痛，吐脓，右寸脉数实，以保金化毒为主，宜桔梗汤加防风、橘红、金银花、麦冬。

肺痿喘，唾有脓血，或浊痰，宜紫菀散。

肺胀喘，上气烦躁，目如脱状，脉浮而大，宜越婢加半夏汤。脉浮，心下必有水气，宜小青龙汤加石膏。

药后喘，或其人素来劳倦气虚，或当病后用攻伐药太过，以致喘不能收，宜补中益气汤。

忽作喘，必因感风感气，或多食饮酒而然，须兼同所感，宜以定喘汤为主，各加所感嵩崖脾肾丸（熟地、山萸、山药、补骨脂、益智仁、砂仁、丹皮、茯苓、泽泻、肉桂、附子、车前子、牛膝）。

喘遇秋冬即发，寒包热，解表则愈，宜陈皮汤。喘不休，汗出如油，气脱，为不治，唯独参汤浓煎多服，或可少延时日。

（3）用药注意

沈金鳌治疗喘证，用药宜忌敛涩、升发、燥热、酸咸之品；降气、清火、润肺，为治喘平和之法，宜通用苏子、桑白皮、枇杷叶、前胡、乌药、枳壳、半夏、山栀、玄参、知母、青黛、黄芩、梨肉、贝母、杏仁、天花粉、桔梗、橘红、天冬、麦冬等。

4. 肺痿

沈金鳌认为，肺痿为咳气虚而热在上焦病。总以养肺、养气、养血、清金降火为主。对肺痿的用药宜忌作了补充，忌升散、辛燥、温热。

认为肺痿必寒热往来自汗，气急，烦闷多唾，或带红线脓血，宜急治，宜举肺汤（桔梗、甘草、天冬、竹茹、阿胶、沙参、贝母、百合）、元参清肺饮（玄参、柴胡、桔梗、陈皮、地骨皮、茯苓、麦冬、薏仁、人参、甘草、槟榔），切忌升散辛燥温热的药品。火盛者宜人参平肺散，有喘急面浮者，宜葶苈汤。总以养肺、养气、养血。清金降火为主。若肺痿将变为痈，又必兼理脓毒，宜紫菀散（紫菀、人参、知母、五味子、桔梗、贝母、甘草、茯苓、阿胶、生姜）。

5. 肺痈

沈金鳌认为，肺痈为肺热极而成此病。症状为痰中腥臭，或带脓，总治宜清金饮，因土虚金弱不能生水，阴火烁金之证，治则以清热涤痰，补脾为主。

肺痈初起，咳嗽气急，胸中隐痛，吐脓痰，急平之，宜麦冬平肺饮（麦冬、人参、赤芍、槟榔、甘草、赤茯苓、陈皮、桔梗）。若咳吐脓痰，胸膈胀满，喘气，发热，急清之，宜元参清肺饮。若病重不能卧，急安之，宜宁肺桔梗汤。若已吐脓血，必以去脓补气为要，宜排脓散，勿论已成未成，总当清热涤痰，便无留壅，自然易愈，宜金鲤汤。凡患肺痈，手掌皮粗，气急脉数，颧红鼻扇，不能饮食者，为不治。

6. 痰饮

沈金鳌论述了痰饮为水湿病，认为脾胃健运自无痰，气道顺，津液流通亦无痰，因此治痰治饮，不外理脾、理气两法。详细论述了五脏所生之痰，即在肺的燥痰，在心的热痰，在脾的湿痰，在肝的风痰，在肾的寒痰。外感痰有风痰、寒痰、湿痰、热痰、郁痰、气痰、食痰、酒痰、惊痰九种，但有内因和外因之别。饮有留饮、痰饮、癖饮、悬饮、伏饮、支饮、流饮之分。并反对古人论述"脾喜温燥，恶寒润，宜以二术、星、夏为要药。肺喜凉润，恶温燥，宜以二母、二冬、地黄、桔梗为要药"。认为土能生金，金不能助土，脾痰断不可用肺药，肺痰稍助脾以生肺，痰自消。

（1）病因病机

痰饮外因为风、寒、湿、火、酒、惊，内因有在肺的燥痰、在心的热痰、在脾的湿痰、在肝的风痰、在肾的寒痰，此外有结核痰、鸡蛋白痰、顽痰等，总有气血阴阳，升降失常而成。总之，沈金鳌认为，痰饮为水湿病，痰生于脾，聚于胃，以滋润人身；如果流动不测，则为害，上至巅顶，下至涌泉，随气升降，周身内外皆到，五脏六腑俱有。沈金鳌比喻痰就像天上的云雾，无根底，无归宿，来去无端，聚散靡定，火动则生，气滞则盛，风鼓则涌，变怪百端，故痰为诸病之源，怪病皆由痰成。然天之云雾，阳光一出，即消散无踪；人身之痰，若元阳壮旺，亦阴湿不凝，而变灭无迹，其理固相同。

（2）辨证论治

①痰证辨治

辨治五脏痰：痰在肺为燥痰，其色白，咯出如米粒，多喘促，寒热，悲愁，脉必涩，宜利金丸。在心为热痰，其色赤，结如胶而坚，多烦热，心痛，口干，唇燥，喜笑，脉必洪，宜半黄丸。在脾为湿痰，其色黄，滑而易出，多倦怠，软弱喜卧，腹胀食滞，脉必缓，宜白术丸，或夹虚宜六君子汤，夹食宜保和丸，夹暑宜消暑丸，夹惊宜妙应丸（甘遂、大戟、白芥子），从脾分治。在肝为风痰，其色青，吐出如沫，多泡，四肢闷满，躁怒，二便闭，脉必弦，宜川芎丸加半夏、天南星，防风丸（防风、川芎、甘草、天麻）。在肾为寒痰，其色有黑点，吐出多稀，多小便急痛，足寒逆，心恐怖，脉必沉，宜胡椒理中丸（胡椒、甘草、荜拨、良姜、细辛、陈皮、干姜、白术、款冬花）或加天南星、半夏。

　　辨治外感痰：沈金鳌认为，外感痰为风痰、寒痰、湿痰、热痰、郁痰、气痰、食痰、酒痰、惊痰，但有内因和外因区别。风痰，多瘫痪奇症，头风眩晕，暗风闷乱，或抽搐瞤动，宜青州白丸子（半夏七两，天南星三两，白附子二两，川乌五钱）。寒痰，即冷痰，骨痹，四肢不举，气刺痛，无烦热，凝结清冷，宜温中化痰丸、温胃化痰丸。湿痰，身重而软，倦怠困弱，宜山精丸、三仙丸。热痰，即火痰，多烦热燥结，头面烘热，或为眼烂喉闭，癫狂嘈杂，懊憹怔忡，其色亦黄，宜清气化痰丸、清热导痰汤。郁痰，即火痰郁于心肺间，久则凝滞胸膈，稠黏难咯，多毛焦，咽干、口燥，咳嗽喘促，色白如枯骨，宜节斋化痰丸。气痰，七情郁结，痰滞咽喉，形如败絮，或如梅核，咯不出咽不下，胸膈痞闷，宜清火豁痰丸。食痰，饮食不消，或夹瘀血，遂成窠囊，以至痞满不通，宜黄瓜蒌丸。酒痰，因饮酒不消，或酒后多饮茶水，如果饮酒，次日即吐，饮食不美，呕吐酸水等症，宜瑞竹堂化痰丸（半夏、天南星、生姜、白矾、皂角各四两）。惊痰，因惊痰结成块在胸腹，发则跳动，痛不可忍，或成癫痫，在妇人多有此症，宜妙应丸（茯苓、半夏、甘草）。

　　此外，有相火咳血痰，宜滋阴清化丸。胃热郁结臭痰，宜清胃汤加减用。郁气凝聚成块痰，宜清气化痰丸。脾气不运柔痰，宜参术健脾丸。骨节空处结核痰，宜滚痰丸。风气发涌所生白沫潮痰，宜生铁落汤。郁火凝结，久成痰毒，宜先服舟车神佑丸，次服导痰汤。劳损所生，如鸡蛋白痰，即俗所谓白血，宜金匮肾气丸加消痰药。心胆被惊，神不守舍，或痰迷心窍，妄言妄见，宜寿星丸。风痰注痛，或在腰脚，或在手臂宜踯躅花丸。上膈风热痰实，宜桔梗芦散。顽痰壅遏胸膈，久而不化，宜青绿丸。胸胃中有痰，头痛不欲食，宜矾吐法。痰血凝聚，致成结胸，宜紫芝丸。阴虚火动生痰，不堪用燥剂，宜五味天冬丸。中脘气滞，痰涎烦闷，头目不清，宜三仙丸。

②饮证辨治

沈金鳌认为，稠黏者为痰，清稀者即为饮。把饮证分为八种：一为留饮，水停心下，背冷如手掌大，或短气而渴，四肢历节痛，胁痛引缺盆，咳嗽转甚，脉沉，久则骨节磋跌，恐致癫痫，宜导痰汤。二为痰饮，水走肠中，辘辘有声，宜苓桂术甘。三为癖饮，水癖在两胁下，动摇有声，宜十枣汤、三花神佑丸。四为溢饮，水流四肢，当汗不汗，身体疼重，宜大青龙汤。五为悬饮，饮后水流胁下，咳唾引痛，宜十枣汤。六为伏饮，膈满呕吐，喘咳寒热，泪出，恶寒，腰背痛，身眴惕，宜倍术丸。七为支饮，咳逆，倚息，短气，不得卧，形如肿，宜五苓散。八为流饮，饮水流行，迫体流注无定在，宜三花神佑丸。此外又有饮食胃寒，或饮茶过多，致成五饮及酒癖，宜姜桂丸。或患支饮，时苦冒眩，宜泽泻汤。饮癖，呕酸嘈杂，胁痛食减，宜苍术丸。冷饮过度，遂令脾胃气弱，不能消化，饮食入胃，皆变成冷水，反吐不停，宜赤石脂散。

此外，沈金鳌对于非痰非饮亦有论述，认为时吐白沫，不甚稠黏者，脾虚不能摄液，故涎沫自出，宜六君子汤加生姜、益智仁或以半夏、干姜等分，为末服之。有时吐酸水，非关食滞者，必由停饮所致，宜苍半苓陈汤。有呕清水者，渴欲饮水，水入即吐，此名水逆，宜五苓散。又有痰极腥臭，或带脓血，为肺胃痈，肺宜清金饮，胃宜葵根汤。

（二）脾胃病

1.胃痛

沈金鳌认为，胃痛为邪干胃脘病。指出胃病需辨虚实，对各种原因引起的胃痛详细论治，并对其用药提出了自己的观点，认为凡痛必须温散，切不可补气，以气旺不通，则痛反甚。

（1）病因

沈金鳌认为，此病虚为主因。其指出胃禀冲和之气，多气多血，壮者邪不能干，虚则着而为病；偏寒偏热，水停食积，皆与真气相搏而痛；和外邪参杂而为病，有风、寒、火、瘀血、气滞、酒、痰、食等因素。

（2）辨证论治

先辨虚实，按之痛止为虚，宜参术散；按之痛反甚为实，宜栀萸丸。

食痹为肝气相乘，以木性暴，且正克，痛必上支两胁，里急，饮食不下，膈咽不通，食入即痛，吐出乃止，宜肝气犯胃方。胃病有因外吸凉风，内食冷物，卒然痛，宜二陈汤加草蔻仁、干姜、吴茱萸。因寒者宜草果、厚朴、高良姜、石菖蒲；寒且甚，宜荜澄茄一粒纳去核枣中，水草纸包煨存性，或酒或米汤下，日一枚，七日愈。因火，宜清中汤。因瘀血，宜桃仁承气汤。因气壅，宜沉香降气汤。因酒者，宜干姜、蔻仁、砂仁。因痰，宜南星安中汤；如果痛更甚，加白螺蛳壳煅过一钱；且有痰火，宜白矾、朱砂，醋糊丸，姜汤下。因诸虫，宜剪红丸。因食而按之满痛，宜大柴胡汤。因虚寒，宜理中汤。同时，临床中脾胃气虚，无以温煦荣养胃腑，也会引起胃痛。需要大补脾胃，脾胃运化功能增强，气血充盈能濡养脏腑则胃和卧安。

（3）胃脘痛医案

案例 1

肝虚络痛。

药用生香附、白芍、当归身、茯苓、陈皮、炙草、檀香。

案例 2

肝气乘胃，中脘厥痛。

药用生香附、老苏梗、制半夏、茯苓、广皮、川玉金、延胡索。

案例 3

肝气冲逆，胃脘厥痛。

药用生香附、杭白芍、姜半夏、白茯苓、橘红、木瓜、阳春砂仁。

案例 4

胃脘厥痛，肝气郁滞。

药用香附子、桃仁泥、延胡索、小青皮、陈皮、炙甘草、麦芽。

案例 5

肝气上乘于胃脘，妨食。

药用川黄连、枳实、生淡干姜、白芍、茯苓、陈皮、炙甘草。

案例 6

肝气上升，夹饮而动，脘痛干呕，吐清水，脉弦虚。

药用旋覆花、代赭石、半夏、茯苓、橘红、生姜。

案例 7

气血凝滞，胃脘厥痛，痛久络虚，所以必藉辛热温阳，乃得通快，然亦不可过剂，有伤阴血。

药用淡吴茱萸、上桂心、红豆蔻、淡干姜、茯苓、大白芍、当归身、炙甘草。

案例 8

胃中有寒，脘痛数载。

药用上桂心、白蔻仁、白芍、当归身、陈皮、制半夏、白茯苓。

案例 9

胃脘厥痛，脉沉小，中焦有寒，肝气夹之而发。

药用官桂、枸杞子、白芍、当归身、白茯苓、陈皮、炙甘草。

案例 10

肝气上僭，胃脘痛胀，弦脉见于右寸关。

药用黄连水炒吴茱萸、真川椒、乌梅肉、白茯苓、姜制半夏、广橘红、荜澄茄。

案例 11

胃脘厥痛，呕恶，阳明寒痰内郁。

药用香附子、川椒、乌梅、白芍、制半夏、茯苓、橘红。

案例 12

肝气凌胃，脘痛呕恶妨食。

药用川黄连、淡吴茱萸、乌梅炭、川郁金、制半夏、茯苓、广皮。

案例 13

胃脘痛呕吞酸，半年不愈，恐成噎膈。

药用川黄连、淡吴萸、川椒、茯苓、制半夏、橘红、乌梅炭。

案例 14

胃脘痛久，今呕逆瞀闷，面色苍白，脉弦虚，肝气上逆，恐成关格。

药用黄连、淡吴茱萸、生香附、郁李仁、茯苓、广皮、沉香汁。

案例 15

湿痰之体，中焦气机不利，脘胁痞痛。

药用瓜蒌子、薤白、制半夏、茯苓、橘红、淡干姜。

案例 16

七旬之人，胃脘久痛，中气不运，得谷瞀闷，脉弦虚，将来恐有噎膈之传。

药用瓜蒌子、薤白、制半夏、茯苓、青皮、淡干姜。

案例 17

暮年脘痛妨食，渐成噎膈。

药用瓜蒌仁、薤白、制半夏、茯苓、橘红、桃仁泥。

案例 18

胃脘痛，吐瘀。

药用旋覆花、青葱管、新绛、川郁金、炒当归身、柏子仁。

案例 19

左三部脉弦长，肝气犯胃，中脘厥痛，呕恶。

药用旋覆花、青葱管、新绛、当归身、橘红。

案例 20

肝气之郁，络痛，曾失血，脉弦虚。

药用旋覆花、青葱管、新绛、当归身、白芍、广皮。

案例 21

络血不和，胃脘厥痛。

药用旋覆花、青葱管、新绛、香附子、当归身、延胡索。

案例 22

脉弦数，肝气络痛。

药用旋覆花、青葱管、新绛、香附子、当归身。

案例 23

胃脘痛，肝气成痞，妨食，右寸脉滑大，中焦兼有积痰。

药用旋覆花、青葱管、新绛、当归身、橘红、生香附。

案例 24

跌仆所伤，胃脘痛三四年不止，面色萎黄，咳嗽，虽由外因而起，已有内损之机。

药用旋覆花、青葱管、新绛、细生地、桃仁、当归身。

案例 25

努力所伤，络痛不已。

药用旋覆花、青葱、新绛、细生地、柏子仁、川贝母。

案例 26

胃脘当心而痛，得食则稍安，是络血不足。

药用炒熟地、当归身、白芍、茯神、酸枣仁、远志炭、上桂心、陈皮、炙甘草。

案例 27

攻伐之药，岂可常试？据述脘痛之来，总由冲气自下而上，其宜温纳可知，用肾气丸主治，即水饮之积亦能去也。

药用金匮肾气丸。

按语：以上胃脘痛医案，有 27 条用药，并未提及方药名称。经研读分析，其中 8 方是旋覆花汤加减，4 方是二陈汤加减，3 方是瓜蒌薤白半夏汤加减，8 方是左金丸和二陈汤加减，1 方旋覆代赭汤加减。可见沈金鳌治疗胃脘痛，主要是旋覆花汤、二陈汤和左金丸及瓜蒌薤白半夏汤加减。

旋覆花汤的应用

在医案胃痛方中，多次出现旋覆花、青葱、新绛三味药，出自《金匮要略·五脏风寒积聚病脉证并治第十一》："肝着，其人常欲蹈其胸上，先未苦时，但欲饮热，旋覆花汤主之。""旋覆花汤方：旋覆花三两，葱十四茎，新绛少许，上三味，以水三升，煮取一升，顿服之。"

沈金鳌引用《金匮要略》的旋覆花汤，治疗肝气瘀滞的胃脘痛，可谓在经典基础上有所创新。纵观各方，在沈金鳌医案中运用旋覆花汤加减，主要治疗气滞血瘀的胃脘痛。方中运用旋覆花汤加当归最多，旋覆花温中下气，通血脉；青葱通胸中之气，就像胸痹之中的薤白；新绛乃茜草所染，用以破血，正是治肝经血着之要药。总方起到了降气、活血的作用，专治肝经瘀血引起的胃脘痛。有呕吐，加橘红降逆胃气；肝郁加白芍养肝柔肝；肝着有痛，加香附理气止痛，与当归合用，活血而不留血。

②瓜蒌薤白半夏汤的应用

瓜蒌薤白半夏汤出自《金匮要略》，治疗胸痹。此方有行气解郁、通阳散结、祛痰宽胸的功效。而沈金鳌将此方去白酒，加入茯苓、橘红祛湿化痰等药物，主要治疗湿痰阻滞中脘的胃脘痛，又是其灵活运用经典方的一大创新。

方中薤白味辛而通，体滑而降；瓜蒌苦润豁痰，半夏自阳而和阴；共奏通阳开痹、和胃降逆、通则不痛的作用。沈金鳌在此方中，加入茯苓、橘红等药物，助瓜蒌、半夏祛湿化痰，痰消则胃降。

③左金丸的应用

左金丸出自《丹溪心法》，左金丸的功用是清泻肝火，降逆止呕，用于肝火犯胃证。方中重用黄连苦寒泻火为君，佐以辛热之吴茱萸，既能降逆止呕，制酸止痛，又能制约黄连之过于寒凉；二味配合，一清一温，苦降辛开，以收相反相成之效。沈金鳌运用左金丸加减，配合二陈汤，健脾和胃，理气消痰，治疗肝气反胃的胃脘痛。

沈金鳌认为，"虚"为胃脘痛主因，论述胃禀冲和之气，多气多血，壮者邪不能干，虚则着而为病，偏寒偏热，水停食积，皆与真气相搏而痛。和外邪参杂而为病，有风、寒、火、瘀血、气滞、酒、痰、食等因素。在其医案中主要运用旋覆花汤加减方、左金丸和二陈汤加减方、瓜蒌薤白半夏汤加减方，而且运用频率很高。这种思想也体现在噎嗝、呕吐等脾胃疾病中。沈金鳌能灵活运用经典方，并根据辨证用药，并不局限于某一种疾病，体现了异病同治的思想。

2. 呕吐

沈金鳌认为，呕吐为脾病。论述了呕吐的病因及邪在部位，治疗上重视脾胃。认为脾统四脏，脾有病，则波及四脏，四脏有病，必波及脾脏，故脾气充，四脏皆赖煦育，脾气绝，四脏安能不病，凡治四脏，以养脾为主，充分说明了脾健则四脏皆健，脾衰则四脏亦衰，所以在治疗中尤其重视调理脾胃。

（1）辨证论治

①辨呕、吐、哕

沈金鳌认为，呕、吐、哕为脾胃虚弱病，以气血多少而分。其引用李东垣学说加以论述，指出呕属阳明，其腑多血多气，气血俱病，故有声有物而为呕，气逆者散之，故以生姜为主药；吐属太阳，其腑多血少气，血病，故有物无声而为吐，以橘红为主药；哕属少阳，其腑多气少血，气病，故有声无物而为哕，以半夏为主药。三者皆本于脾虚，或为寒气所客，或为饮食所伤，或为痰涎所聚，皆当分其经络，察其虚实以治之，宜丁香、半夏、藿香、陈皮、茯苓、生姜。有无物无声，恶心干呕，胃家气血两虚所致，宜橘红汤入姜汁、蔗浆细呷之。

②辨部位

以邪在上脘、中脘、下脘论治，尤辨邪在中脘。

邪在上脘之阳，必气停而水积，故汤水之清浊混乱，则为痰为饮，为涎为唾，变而为呕。邪在下脘之阴，必血滞而食不消，故食物之清浊不分，则为噎塞，为痞满，为痛为胀，变而为吐。邪在中脘之气交者，尽有二脘之病。

中脘之吐，属胃虚，而必分寒热。其虚而夹寒者，喜热恶冷，肢冷，脉必细而滑，宜理中汤冷服，如服而仍吐，去白术、甘草之壅，加丁香、沉香立止。其虚而夹热者，喜冷恶热，烦渴，小便赤涩，脉必洪而数，宜二陈汤加山栀、黄连、竹茹、枇杷叶、葛根、姜汁、芦根。中脘素有痰积，遇寒即发者，脉必沉而滑，宜丁香、白蔻仁、砂仁、干姜、陈皮、半夏，加姜汁、白芥汁至盏许，如痰满胸喉，汤药到口即吐，必先控其痰涎，宜来复丹，俟药可进，然后治之，宜二陈汤加枳实、砂仁、桔梗、厚朴、姜汁，虚加人参。或素本中寒，用热药太过，亦至呕逆，宜二陈汤加沉香、白蔻仁。

（2）治法

沈金鳌认为呕吐多由于气滞，方用理中汤加乌药、木香、沉香；由阴虚火逆，宜姜汁炒熟地加槟榔、黄柏、沉香，导之使下。由上焦气壅而表实，宜半夏、生姜。由怒中饮食呕吐，胸满膈胀，关格不通，宜二陈汤加木香、青皮，如不效，加丁香、沉香、砂仁、蔻仁、厚朴、藿香、神曲、姜、枣。由于气滞，身热臂痛，食久则先呕后泻，此上焦伤风，开其腠理，经气失道，邪气在内，宜麦冬汤。有食已暴吐，脉浮而洪，为上焦火逆，气降则火自清，吐渐止，宜桔枳汤加人参、白芍。有下闭上呕，亦因火在上焦，宜桔梗、陈皮、厚朴、木香、大黄。

附1：走哺

有下焦实热，二便闭，气逆呕吐，名走哺，宜人参汤。有脾胃久伤而虚，宜焦米、神曲、陈皮、人参、姜、枣以和之。有恶心，心下怏怏，欲吐不吐，多胃虚，宜半夏、陈皮、茯苓、白术、生姜。有由客寒犯胃，宜理中汤。有肝火出胃，宜左金丸。有胃本经火盛者，必面赤，小便烦赤或涩，大便燥，口苦，或干渴，宜大黄、葛根、枳实、石膏、麦冬、竹茹、木瓜、芦根、陈皮、通草、枇杷叶。有病久胃虚呕吐，宜比和饮（人参、白术、茯苓、神曲、藿香、陈皮、砂仁、甘草、陈米）、藿香安胃散。有大病后胃热虚烦而呕，宜竹叶石膏汤加姜汁服，即止。有痰饮呕吐，宜茯苓半夏汤。有水停心下而呕，必心下怔忡，若先渴后呕，宜赤茯苓汤，若先呕后渴，宜猪苓散（猪苓、赤苓、白术等分）。

附2：吐酸

吐酸一症，由胃湿郁而生，热从木化，而为酸味，法宜清之，宜调气平胃散。若久而不化，必至木盛土衰，引用《内经》：木欲实，辛当平之，辛为肺金之味，故辛可胜酸，金克木，辛则必热，辛以制肝实，热以扶胃衰；若浊气不降，但以寒药投之，非其治。有宿食滞于胃脘，以致吐酸者，宜苍术、厚朴、陈皮、甘草；有停饮积于胸中，以致吐酸者，宜苍术、半夏、陈皮、茯苓。呕苦水则由邪在胆，胆上乘胃，故逆而吐胆汁，以致所呕为苦水，宜吴茱萸、黄连、干姜、茯苓、黄芩。呕清水则渴欲饮水，水入即吐，为水逆，宜神术丸、五苓散。吐涎沫则以脾虚不能约束津液，故涎沫自出，宜六君子汤加益智仁、生姜，或以半夏、干姜等分为末。吐脓，张仲景曾说，呕家虽有痈脓，不必治，脓尽自愈或用地黄丸煎汤服。

呕吐医案

案例1

肝阳上升，心嘈脘闷干呕。

药用焦白术、制半夏、茯苓、橘红、生香附、炒枳实。

案例2

痰热在上，易于呕恶。

药用竹茹、枳实、制半夏、茯苓、橘红、六神曲、麦芽、生姜。

案例3

中焦湿热，干呕脉数。

药用黄连、乌梅、制半夏、茯苓、陈皮、生姜、生谷芽。

案例4

肝胃为病，胸腹痛胀，呕吐，宜以苦辛泄邪。

药用黄连、淡吴茱萸、淡干姜、制半夏、茯苓、陈皮。

案例5

肝阴不足，厥气上升，妨食心嘈，呕恶脉沉。

药用黄连、吴茱萸、淡干姜、制半夏、茯苓、乌梅、橘红。

案例6

呕逆日久，已成胃反。

药用黄连、淡干姜、川椒、乌梅、茯苓、枳实、白芍。

案例 7

胃中寒饮，肝气夹之，而呕逆督闷。

药用黄连、淡吴茱萸、川椒、乌梅、人参、蒸於术、陈皮、六神曲、白芍。

案例 8

水入即吐，名曰水逆。

蒸於术五苓散加椒目、干姜。

按语： 呕吐的治疗，相对比较简单，主要以二陈汤加减。若有肝气相乘，则加入左金丸之意，清泻肝火，降逆止呕。水入即吐，为水逆，五苓散加减。行气利水加椒目、干姜温阳化饮。体现了沈金鳌治疗呕吐重视脾胃的思想。

3. 噎膈

沈金鳌称噎膈病为噎塞，认为噎膈属脾虚病，反胃为胃虚病。噎膈的治法始终以养血润燥为主，而辛香燥热之品慎用。同时强调，噎塞病和反胃病，虽服药痊愈，一年内切禁房欲，若犯之，必复发旧症而死。

（1）病因病机

主要为脾气血两虚，而多半由血液枯干所致。脏腑之津液流行，灌溉百脉，皆赖脾胃运行，稍不运行，即津液壅滞，而阴血不荣，故患噎塞。主要由于忧郁、至气结胸中而生痰，痰久成块，胶于上焦，日久道路窄狭，饮可下，食物难入。病之初起，宜香砂宽中丸。或脾气亏败，血液俱耗，胃脘干枯，小便闭，大便如羊粪，隧道涩而成病，宜参用补气运脾丸、滋血润肠丸（当归、白芍、生地、红花、桃仁、枳壳、大黄）。

（2）辨证论治

火热之气冲逆，宜酌用四生丸（大黄、黑丑、皂角各一两，芒硝五钱），脉必数大。痰饮阻滞，脉必结涩，宜先用来复丹控其痰，再用大半夏汤加茯苓、枳壳、竹沥等。七情郁结，脉必沉涩，宜香砂宽中丸。瘀血积滞，阳无阴不能施化，阴失位，阳伏其中，传化不变，反行上，脉必芤涩，宜滋血润肠丸。有因噎而声不出，宜竹茹、五味、生姜。有夹寒，脉必沉迟，宜加用附、桂。有夹热，脉必洪数，宜黄连、木通。有饮食才下，痰涎聚住不得入，或虽入而涎沫随出，宜先用来复丹控去痰涎，再用大半夏汤加茯苓、枳壳、竹沥、皂角、枯矾，以姜汁为丸；有大便燥结，粪如栗块，宜开关利膈丸（人参、大黄、当归、枳壳、木香、槟榔）。唯噎而白沫大出，粪加羊屎，为不治之症。

（3）治法

沈金鳌认为，噎膈治法宜因气从气治，因血从血治，因痰导之，因火壮水制之，阴伤火旺，法宜养血；或脾伤阴盛，法当温补；或健脾理痰。

（4）用药注意

沈金鳌强调治疗噎膈不可专投辛香燥热之品，以防以火济火，至津液愈耗，大便愈结，但胃阳火衰和嗜好饮酒人例外。胃阳火衰，不能运化者，可暂以辛温开其结滞，继仍以益阴养胃为主；嗜好饮酒之人，久之，致生内热，热生痰，痰因火煎，胶结不开，阻塞道路，水饮下咽，亦觉痛涩，此便不得如液槁津枯之病，如果投以当归、地黄濡润之品，恐血未润，反助痰而难愈。沈金鳌认为除了以上两者，其余都以养血润燥为主，但滋阴养血，不得偏任清润，有害中州。

附：反胃

反胃原于真火衰微，胃寒脾弱，不能纳谷，故早食晚吐，晚食早吐，日日如此，以饮食入胃，既抵胃之下脘，复返而出，宜理中汤，甚加附子。若脉数为邪热不杀谷，乃火性上炎，多升少降，宜异功散加黄连、沉香、当归、生地。若口吐白沫，粪如羊屎则危，必须养气扶阳，滋血益阴，则肺无畏火，肾渐生水，津液自能荣润肠胃，而上亦能纳，下亦能通矣。如咽喉闭，胸膈满，暂宜开疏结滞，然亦忌破气过多，中气至不能运，宜异功散加木香、砂仁、枳壳、厚朴。痰涎塞满胸膈急先控之，宜来复丹，然后从中治之，宜涤痰丸（天南星、半夏、枳壳、橘红、菖蒲、人参、茯苓、竹茹、甘草）。亦有瘀血阻滞，宜代抵当汤作丸，如芥子大，每三钱，去枕仰卧，细咽之。亦有虫聚而反出，宜牵牛丸（牵牛、大黄、槟榔、雄黄）。亦有火衰不能生土，其脉沉迟，宜八味丸加沉香、砂仁。李绛[①]治反胃久闭不通，攻补兼施，每用小青龙丸，渐次加之，关局自透，再用人参利膈丸，然或服通剂过多，血液耗竭，转加闭结，宜另治之，宜猪脂丸。此外又有翻胃，或痰或热壅阻膈间，故食入即翻而出，非如反胃之早食必晚吐，晚食必早吐，宜清热二陈汤。

4. 泄泻

沈金鳌认为泄泻为脾病。提出"湿盛脾虚"是泄泻的重要因素，并补充了十四种泄泻的诊治，治法上参看李士材九种泄泻，灵活辨证。

（1）病因病机

沈金鳌论述泄泻时，在《内经》风、热、寒、虚的基础上补充了湿邪。《内经》认为，泄泻病因大多由于风、热、寒、虚，而沈金鳌认为湿盛则飧泄。风、寒、热、虚，虽皆能导致泄泻，但如果脾强无湿，四者均不得侵犯。所以泄泻虽有风、寒、热、虚不同，但根本在于脾湿。脾受湿不能渗泄，致伤阑门元气，不能分别水谷，并入大肠而成泻，故口渴，肠鸣，腹痛，小便赤涩，大便反快。提出"湿盛脾虚"是泄泻的重要因素，外邪引起的泄泻，属实证者与湿邪关系最为密切。

（2）辨湿邪兼证

湿兼风邪，为飧泄。肝受风邪，煽而贼土，至夏湿气蒸郁，故脉弦腹鸣，下利清谷，宜平胃散加羌活、独活、升麻、柴胡。

---

① 李绛（762—829），唐代赞皇（今河北赞皇）人，整理了《兵部手集方》，此书是一部具有实用性的验方，原书已失传。

湿兼热邪，下肠垢，肠胃有热，传化失常，而火性急速，熏动湿邪，故脉数溲赤涩，泄泻物皆稠黏垢秽，宜六一散，或胃苓汤（苍术、厚朴、陈皮、甘草、白术、茯苓、猪苓、泽泻、肉桂）加黄连。

湿兼寒邪，如鸭溏，湿为水之气，又感寒邪，则寒水之气合从而化，故脉沉迟，小便清白，泄泻澄澈清冷，如鸭屎，宜附子理中汤加肉果，或以苍术、白术、陈皮、干姜、吴茱萸、砂仁、紫苏主之，夹风者亦可参用，但寒泄必早暮服药，早服暖药，至暮药力已尽，无以敌一宿阴气，所以夜晚应再服。

湿兼虚，为虚泄。清气本上升，虚则陷下，又为湿所侵遏，湿胜气脱，故脉细而濡，困倦少力，遇饮食即泻，或腹不痛，所下不禁，多完谷不化，宜四君子汤加升柴，升阳除湿汤（苍术、柴胡、防风、羌活、神曲、陈皮、猪苓、泽泻、麦芽、升麻、炙甘草）。

濡泄，又名洞泄，为湿甚，即脾虚泄，由土虚不能制湿，肠胃不固，湿反胜而成病，故脉迟而缓，小便不利，身重，腹不痛，肠鸣辘辘，所下多水，宜四苓汤（茯苓、白术、猪苓、泽泻）加苍术，或胃苓汤加草豆蔻。

（3）治法

风泄，恶风自汗，由于春天易伤风，夏天易感湿，故有暴泻，宜胃风汤（人参、白术、茯苓、当归、白芍、肉桂），或泻而风邪内缩，必发汗，宜桂枝麻黄汤。

食泄，脉弦紧，腹痛则泄，泄后痛减，宜治中汤（人参、白术、甘草、生姜、青皮、陈皮）酌加木香、砂仁、枳壳、白术、山楂、麦芽、谷芽、陈皮等。

痰泄，脉滑类弦，小便少而赤，肺闷食减，久而神疲，此积湿成痰，留于肺中，故大肠不固，宜二陈汤加浮石、青黛、黄芩、神曲、姜汁、竹沥等，或用吴茱萸汤温服碗许，探吐痰涎，泄自两日内愈。

水泄，肠鸣如雷，一泄如注，如水样，宜石膏、补骨脂、干姜、草乌等，或车前子汤。

火泄，即热泄，脉数实，腹痛肠鸣，口干喜冷烦渴，小便赤涩，后重如滞，泻水，痛一阵，泻一阵，泻后尚觉涩滞，张仲景称为协热自利，宜黄芩芍药汤。

暑泄，因受暑邪，烦渴，尿赤，自汗面垢，暴泻如水，宜薷苓汤、桂苓甘露饮，或以生姜炒黄连为君，葛根、升麻为佐。若暑邪留伏于中，以致久而成泄，其病更甚，宜玉龙丸（硫黄、硝石、滑石、明矾）。若盛暑伤于外，阴冷伤其中，则力内外受迫，宜连理汤。

伤酒泄，素嗜酒而有积，或一时酒醉而成病，其症骨立，不能食，但饮一二杯，经年不愈，宜葛花解醒汤。又有滑泄，其泄不禁，泻久不止，大孔如竹筒，日夜无度，宜固肠丸，其或滑由气虚陷下，宜补中益气汤，或大肠滑泄而小便精出，宜万全丸（白术、白芍、茯苓、炙甘草）。

飧泄，夕食曰飧，食之难化者尤重于夕，故此之飧泄，专主夕食不化而泄，与前所列诸飧泄不同，此证惟夺其食，则一日可止，以药滋养元气，宜八仙糕。

肾泄即五更泄，名晨泄，又名瀼泄，由于肾虚失守藏之职，宜补骨脂、五味子、山茱萸、肉桂、茴香、山药、茯苓等，每日清晨用大栗十枚煮食，神效。由于食滞，宜香砂枳术丸；由于饮酒，宜葛花解醒汤；由于寒宜理中汤，夜饭前服。

脾肾泄，由二经并虚，朝泄暮已，久而神瘁肉削，宜四神丸。又有暴泄，太阳传太阴，大肠不能固禁，卒然而下，大便如水，其中有小结粪硬物，欲起又下，欲了不了，小便多清，或身冷自汗，气难布息，脉微呕吐，此为寒，急以重药温之，宜浆水散（半夏二两，炮姜、肉桂、附子、炙甘草各五钱，良姜二钱半）。

久泄，厥阴经动，下利不止，脉沉迟，手足厥逆，涕唾脓血，此证不易治，风邪缩于内，宜发汗，宜桂枝麻黄汤。亦有由真阴虚损，元气下陷而成，若非滋其本原，则必胸痞腹胀，小便淋涩，多致不救，宜四神丸、补中益气汤。同时认为，对于李士材九种治泄之法，亦当参看，升提、淡渗、清凉、疏利、甘缓、酸收、燥脾、温肾、固涩，需根据患者泄泻的轻重缓急而用。

最后，沈金鳌对泄泻的诊治加以总结，认为此证不论新久，都是太阴受病，不可离白术、白芍、甘草，若四时下利，于前三药外，春加防风，夏加黄芩，秋加厚朴，冬加附子、肉桂。并辨寒热，如手足逆冷，自汗气微，虽在暑亦可量投干姜、肉桂。如燥渴烦热，闷乱脉实，虽在冬季亦可酌用硝黄，需权衡应用。若老人诸泄，又不得拘泥渗泄分利之法。因为人在五十岁后，升气少，降气多，渗泄分利，是降而益降，益其阴而重竭其阳，所以要用升提阳气之品，用升麻、柴胡、独活、防风、甘草，佐以白术、附子、补骨脂，所谓湿寒之胜，以风平之，下者举之。如饭后即便，为脾肾交虚，脾与肾相济，所以有水谷之分，若脾虽强盛能食，而肾气不足，真火不能上行，为胃腐熟水谷，故饮食下咽，不能消化，留滞大腑，因成飧泄，治法为交通脾肾之气，宜二神丸空心盐汤送下，则水谷自然克化。

5. 便秘

沈金鳌认为，大便秘结为肾病。病因为饥饱劳役所损，或素嗜辛辣厚味，致火邪留滞血中，耗散真阴，津液亏少，故成便秘。详细论述了各种便秘的施治，及老人便秘的用药禁忌。

（1）病因病机

北方黑水，入通于肾，开窍于二阴。肾主五液，津液盛则大便调和。若为饥饱劳役所损，或素嗜辛辣厚味，致火邪留滞血中，耗散真阴，津液亏少，故成便秘。

（2）辨证论治

胃实，善饮食，小便赤，宜七宣丸（大黄一两，木香、槟榔、诃子皮各三钱，桃仁十二粒）。胃虚，不能饮食，小便清利，宜厚朴汤。大肠实者，腹满，屎硬，宜麻仁丸。血虚，液枯发渴，宜益血润肠丸（当归、熟地、荆芥、枳壳、麻子仁、杏仁、肉苁蓉、苏子）。热秘，面色赤，六脉数实，胀闷，口舌疮，时欲得冷，宜四顺清凉饮，参用木香槟榔丸，重者承气汤。冷秘，面色白而黑，六脉沉迟，小便清白，时欲得热，宜藿香正气散加官桂、枳壳。风秘，风搏肺脏，而肺与大肠表里，因传大肠，宜润肠丸，或小续命汤去附子，倍芍药，加竹沥。气秘，气不升降，谷气不行，善噫，宜苏子降气汤加枳壳。相火游走脏腑，宜大黄牵牛散。血热宜当归润燥汤。风热郁滞，宜疏风润肠丸（麻子仁二两半，桃仁二两，皂角烧、存性、两三钱，大黄、羌活各一两，防风、当归各三钱）。血分枯燥，宜润麻丸。津液亡失，或枯竭汤苁沉丸、五仁丸（橘红四两另研，桃仁、杏仁各一两，柏子仁五钱，郁李仁二钱，松子仁一钱二分半）。幽门不通宜通幽汤（升麻、桃仁、当归身各钱半，生地、熟地各七分，炙甘草、红花各二分）。三焦不和，气不升降，胸膈痞满，宜搜风润肠丸（郁李仁一两，木香、槟榔、青皮、陈皮、沉香、槐角、枳壳、枳实、三棱、煨大黄各五钱）。气壅滞而兼有热，宜四磨汤、六磨汤。本有风病而大便秘，宜皂角丸。病后血气未复，或产后去血过多，及发汗利小便，宜八珍汤倍当归，加肉苁蓉、苏子。妇人风秘，宜大麻仁丸。

老人便秘，如由肠胃积热，致二便燥涩，宜疏风顺气丸。风秘宜小皂角丸（皂角炙、枳壳炒，等分）。如由虚而兼风秘宜二仁丸（杏仁、麻子仁、枳壳、诃子肉等分）。由虚而兼气秘，宜橘杏丸。由虚而兼血秘，宜苏麻粥、三仁粥。总之老年气血虚，津液往往不足，沈金鳌认为切不可轻用芒硝、大黄，恐重竭其津液，致秘结更甚。总治宜八珍汤倍当归加肉苁蓉、苏子、杏仁、陈皮。阴寒，脉却实，又微觉躁，宜于温暖药中略加苦寒，以去热躁，躁止即勿加。如阴躁，刻欲就冷，两尺虚，或沉细而迟，不得用寒药，宜理中汤极冷服。如或不效，则用外导之法宜蜜煎，加盐、皂角各五分，冷秘宜酱瓜姜，热秘宜猪胆汁。

6. 痢疾

沈金鳌认为痢疾为暑湿病，起于心肺而及于胃。痢疾的病根，由湿蒸热壅，以至气血凝滞，渐致肠胃病。其主症除泻痢之外，又有里急后重，小便赤涩。将痢疾分为三类，赤痢、白痢、痢而兼黄。其病机以湿热壅郁，气血凝滞为主，认为痢疾不可一概归于胃肠，应综合分析，如色赤，可知病因于血，即病根于心；色白，可知病因于气，即病根于肺；色黄，可知病因于饮食痰涎，即病根于胃。

治疗方面，因为痢疾以湿热为主，所以要以清热祛湿为要。脾胃为后天之本，故虽病在气血，亦必兼理脾胃，此为治痢之总则。

痢疾日久易于伤肾，伤及肾阴用熟地炭、丹皮、山药等，伤及肾阳用肉桂、补骨脂、五味子。治痢不当，攻伐无度，常致壅滞气血，变为肿胀喘急，用木香调气汤、苏子降气汤。此为痢疾变证及坏证。沈金鳌恐其不详，认为痢疾病之由来不一，更变无穷，不得不求其详，又列举15条，如：老人患痢、孕妇痢疾、休息痢等。另外，又将痢分为水谷痢、脓血痢、风痢、寒痢、湿痢、气痢、疫痢、休息痢、五色痢、毒痢10种，分别从定义至证治进行论述，可谓详尽。

（1）病因病机

沈金鳌认为，痢疾病根多由湿蒸热壅，以至气血凝滞，渐至肠胃之病。由湿热，多偏于燥，里急后重，小便赤涩。由气血郁滞，血主于心，而热郁伤血者，心亦病。气生于肺而凝滞伤气者，肺亦病。至心之表为小肠，肺之表为大肠，二经出纳水谷，转输糟粕，而胃又为二经之总司，故心移病小肠，则血凝而成赤痢，肺移病大肠，则气结而成白痢，而血与气之凝结，必夹饮食痰涎，始成积滞。其饮食痰涎，皆贮于胃，故痢之病，不离乎胃，此病起心肺而及于胃。

（2）辨证论治

①辨痢疾之根

痢又必兼黄，盖以黄为土色。痢疾颜色色赤，可知病因于血，病根于心；如果颜色白，可知病因于气，病根于肺；颜色发黄，可知病因于饮食痰涎，病根于胃。从其根而治。各投以引经之药为向导，病在心，用黄连、细辛；病在肺，用桔梗、升麻、白芷、葱白；病在胃，用白芷、升麻、葛根、大黄。

②辨赤白

赤则如下脓血，由脾经受湿，宜苍术地榆汤。下血不止，热毒凝滞，宜郁金散。纯下血而色鲜红，心家伏热，宜犀角丸。赤痢久而百法不效，脉沉弦而左为甚，秽物甚少，但有紫黑血水，为瘀血，宜乳香、没药、归尾、桃仁、木香、槟榔，甚者加大黄。白则如鼻涕，如冻胶，此由气分致病，亦名冷痢，宜先用沉香、木香、蔻仁、砂仁，次用理中汤加木香，甚有不能食宜肉果、陈米。赤白痢则赤白各半，此由冷热不调，宜小驻车丸（黄连三两，阿胶一两半，当归一两，干姜五钱）。又有水谷痢，由脾胃气虚，不能消化水谷，糟粕不聚，变而为水谷痢。飧泄即水谷痢，宜保和丸。

③辨脓血

沈金鳌认为脓血痢，凡脓血稠黏，里急后重，皆属于火。根据"行血则便脓自愈，调气则后重自除"，重剂则以大黄汤攻，轻剂则以芍药汤调和。主要根据脉象从三点辨治：如脉沉恶寒，或腰痛脐下痛，此中部血，非黄芩不能治；如烦躁，先便脓后见血，此上部血，非黄连不能治；如脉沉恶寒，先见血，后便脓，此下部血，非地榆不能治。并说明此便脓血，与前赤痢下如脓血者不同，以前则湿病，此则火病。

（3）治疗法则

先驱暑邪兼渗湿，兼理脾胃。所谓从根而治者，伤气分则调气益气，宜导气汤、异功散、四七汤（茯苓、半夏、厚朴、苏叶、生姜）、木香化滞汤，伤血分则和血补血，宜阿胶四物汤，四物地榆汤（川芎、当归、白芍、地榆）加山栀、槐花等，伤胃分则安胃养胃，宜胃苓汤、香砂枳术丸、保和丸。而要法则必先祛暑邪兼渗湿，宜茹苓汤、胜湿汤，虽病在气血，亦必兼理脾胃为主。

痢疾由于气滞，用疏通的方法。伤血者，用调和的方法。饮食痰涎者用推荡的方法。由气血而伤及脾胃，必培补中宫，宜归脾汤、六君子汤。由气血与脾胃而伤肾，必峻补元阳如附子、肉桂、五味子、补骨脂、赤石脂、禹余粮等。

《内经》认为，肾为胃之关，开窍于二阴，或由心肺而及胃，以注于二经；或专由胃以及大小肠而注于二经，未有不伤肾，故治疗时必当补肾，宜熟地炭、丹皮、沉香、山药、远志、黄柏，使命门火旺。

（4）治疗方法

暑湿痢，痢冒暑而成，自汗发热面垢，呕渴，腹痛，小便不通，此暑湿积滞皆有，宜香薷饮、五苓散，藿香正气散中加木香、黄连、香薷。

湿热痢，初发时即里急后重，所下无多，才起腹又痛，此湿热凝滞之故，宜藿香正气散加木香、黄连、枳壳，或檀香、乳香、冰片、麝香。

气滞痢，里急，登圊反不出，则由于气滞，宜苏子降气汤、木香化滞汤，重者承气汤。

气脱痢，里急而频见汗衣，则为气脱，宜理中汤，补中益气汤去当归加肉豆蔻。

后重而至圊稍减，则为火迫，宜治痢方中加黄连为主。或后重而至圊不减，则为虚滑，宜真人养脏汤。或后重而至日转甚，则为下陷，宜治痢方中加升麻举之，甘草缓之。腹中疼痛不止，则由肺邪郁在大肠，宜桔梗、苏子为君，白芍、甘草、陈皮、木香、当归为佐；恶寒加干姜，恶热加黄连，虚弱用建中汤。有一方治疗腹痛痢疾效果显著，枳壳、黄连等分，槐花一两拌炒，去槐花，用二味，煎好入乳香、没药各八分。大孔痛，宜分寒热为治，热治于下，宜黄芩、黄连、槐花、木香、槟榔；夹寒，理中汤，外以炒盐熨。痢已止，但虚坐努责不得解，则由血虚，宜四物汤去川芎，加红花、陈皮、甘草。

老人痢，老人深秋患痢呃逆，最宜小心，宜黄柏末，米饮丸，人参、茯苓、米汤下。

胎前痢，不可轻用伤胎药，宜黄芩、黄连、白芍、炙甘草、橘红、枳壳、红曲、莲肉，略用升麻亦可，未满七月，勿用滑石。

产后痢，积滞虽多，腹痛，不可轻用荡涤药，如大黄、芒硝之类，恐伤胃气，致不可救，宜人参、白术、当归、红曲、升麻、炙甘草、滑石、益母草。恶露未尽者兼治，宜加乳香、没药、砂仁。血虚者稍清理，宜加阿胶。

风痢，恶风，鼻塞身重，色青或纯下清水，宜苍术防风汤。或所下似痢非痢，似血非血，宜仓廪汤（人参、枳壳、茯苓、炙甘草、前胡、川芎、羌活、独活、桂枝、柴胡、生姜、陈米）。或纯下清血，宜露风汤（杏仁七粒，樗根皮掌大一块，乌梅一个，草果一十，石榴皮半个，青皮二十，甘草一寸，姜三片）。

寒痢，所下白如鸭溏，肠鸣，痛坠不甚，宜理中汤、诃子肉汤。日久则宜补肠，宜黄连补肠汤（黄连四钱，赤茯苓、川芎各三钱，石榴皮、地榆各五钱，伏龙肝二钱）。

湿痢，腹胀甚，身重，下如黑豆汁，或赤黑混浊，此危证，宜加味除湿汤（半夏、厚朴、苍术各一钱二分，广藿香、陈皮、赤茯苓各七分，木香、肉桂、甘草各五分）。

热痢与暑痢，似同而异，背寒，齿干面垢，烦冤，燥渴引饮，皆暑证，不宜轻用热药。其冷热蕴积肠胃间，滑泄垢腻者，名肠垢，即为热痢，宜芩连芍药汤。

气痢，状如蟹渤，拘急独甚，宜气痢丸（诃子皮、陈皮、厚朴各五钱）。

疫痢，一方一家之内，上下大小传染相似，是疫毒痢，当察运气之相胜以治之，宜人参败毒散加芍药。至噤口一症，食不得入，到口即吐，尤为危急，以胃气绝，或毒气上冲心肺，症兼头疼心烦，手足温热，不易治，宜仓廪汤。而其致噤之故，又各有异。有因宿食未化噎而不下者，宜加山楂、麦芽、神曲、枳实。有因邪留胃中，脾气因滞涩者，宜加黄连、枳壳、厚朴。有因水饮痰涎积聚者，宜加二术、二苓、半夏，重者加甘遂。有因火炎气冲者，宜加黄芩、黄连、枳壳、茯苓、桔梗、橘红、菖蒲等。有因胃家虚冷呕逆者，宜加肉桂、干姜、黄芩、白术。有因积腻太多，恶气熏蒸者，宜加木香、黄连、枳壳、厚朴、大黄等。有因肝邪乘脾而呕吐者，宜加木香、黄连、白芍、吴茱萸、青皮、陈皮。张仲景用人参、黄连、石膏、粳米煎汤细呷。

休息痢，为屡止屡发久而不愈。或因补涩太早，积滞未清，宜香连丸加茯苓、枳实。或因饮食不节，宜香连丸加白术、枳壳、神曲、山楂。或因房欲不戒，宜补中益气汤加木香、肉豆蔻。或因虚滑太甚，却无积滞，宜粟壳、椿白皮、人参、白术、木香、粳米。

五色痢，所下五色俱有，乃脾胃食积及四气相并，或湿毒甚盛故，当先通利，宜秘方养脏汤（粟壳一钱半，陈皮、枳壳、黄连、木香、乌梅、厚朴、杏仁、炙甘草，枣二枚、黑豆三十粒）。

毒痢，或痧毒内陷，致有脓血，各药不效，为危重症，宜忍冬藤为君，地榆、丹砂、犀角汁佐之。至如下后痢已减，但久而不能全愈，是虚所致，不可骤用涩药，恐因涩而肠胃不利，反作痛，宜白芍、茯苓、木香、甘草、升麻、陈皮，或应用涩药，须倍加砂仁、陈皮和之，香参丸亦可。久痢已成坏病，变态百出，不要拘泥脉症，用补益以治之，宜人参、附子、木香、砂仁、黄芪、白术，也许可以缓解病情。久痢变成痛风，是因为调摄失宜的原因，宜补中益气汤加羌活、独活、虎骨、松节、乳香、黄柏、苍术、桃仁。

（5）用药禁忌

痢疾，艰涩难出，应该疏通，滑润易出，酌为兜涩。但是疏通禁用巴豆、牵牛等味，以防洞泄肠开而毙，兜涩禁用投诃子、粟壳、木芙蓉、肉豆蔻等味，以致便闭腹胀，或湿热上攻，肢节肿胀，拘挛作痛而死。

（三）肾病

1. 水肿

沈金鳌引用《内经》之论，对水之原加以论述，提出水肿虽制于脾，实主于肾，与肺、脾、肾关系密切。水无不由于阳虚、三焦、肝盛、胃虚。治疗上倡导开鬼门、洁净府、去菀陈莝治标，理气健脾治本；水肿太甚者，大便逐水、随下而随补。

（1）病因病机

沈金鳌认为，水肿的病因为水，虽制于脾，实主于肾。中州结则气壅，关门不利，则水聚，本在肾，标在肺，肾与肺之水，因脾虚而类聚。肺移寒于肾，为涌水。涌水者，水气客于大肠，如囊裹浆者，形寒饮冷，肺气不足，则肺寒。母病传子，则寒可移于肾，肾本寒水，以寒济寒，故水气不升而为涌，涌不于肾而于大肠，大肠为肺下流，故如囊裹不能散。肺肾之寒之水相移，而由脏归腑。这些都是水之源头。水之为病，归结为脾土虚弱，不能制水，水逆上行，干及于肺，渗透经络，流注溪谷，灌入隧道，血亦因而化水，精亦因而化水。总之，水虽制于脾，实主于肾。

水肿和阳虚、三焦、肝盛、胃虚有关。肾为水脏，若土阳虚则命门火衰，既不能自制阴寒，又不能温养脾土，阴阳不得其正，则化而为邪。气即火，阴即水，阳旺则化，而精能为气，用衰则不能化，而水即为邪。火盛水亏则病燥，水盛火亏则病湿，故火不能化，则阴不从阳，而精气亦皆化为水，所以水肿无不由于阳虚。

肾为胃关，肾气不化而闭，即胃亦能令关闭，故水之聚，不待肾水后成，即所饮汤水，亦聚而为患。胃主中焦，为水谷之海，胃和，则升降出纳之气行，水谷从其道而输泄。胃不和，则出纳之关滞，水谷之液皆积而成水。所以水肿无不由于胃虚。

肝肾同居下焦，肾为阴，主静，脉常沉，肝为阳，主动，脉常浮，二脏俱有相火，动于肾者犹龙火出于海，动于肝者犹雷火出于泽，龙起而火随，风发而水随，今水从风，是以肾与肝并浮，犹言肾脉本沉，因从肝化而与之俱浮，内经也有"肝肾脉并浮，为风水"的论述，所以水肿无不由于肝盛。

三焦为决渎之官，水液代谢虽由胃、脾、肺、肾、肠、膀胱等脏腑共同协作而完成，但人体水液的升降出入，周身环流，则必须以三焦为通道才能实现。还具有通行元气、水谷和水液的功能。沈金鳌认为三焦病，则气满，小腹光坚，不得小便，溢则水流作胀，以火衰则水胜，所以水肿无不由于三焦病。

（2）辨证论治

①辨阴阳

阳水多由于外因，或涉水冒雨，或感风寒暑湿，其肿先从上而肿，其脉沉数，其症兼发热烦渴，小便赤，便秘，轻则四磨汤、五苓散，重则疏凿饮子。

阴水多由于内因，因饮水及茶酒、饥饱、劳役、房劳等，其肿先从下而肿，其脉沉迟，其症身凉不渴，小便清便利或大便溏，宜实脾饮；或小便照常，时赤时不赤，晚则微赤却不涩，亦属阴，宜先用木香、香附、乌药、茯苓、猪苓等，次进复元丹，未可骤补，宜分次第治。

对于面与足肿的情况，沈金鳌认为须观察二便通秘，辨别阴阳用药。早则面肿甚，晚则足肿甚，面肿为风，宜白蒺藜、益母草、杏仁、葶苈、防风、昆布、甘遂、郁李仁；足肿为水，宜防己、香附、麻黄、赤小豆等，或败荷叶同藁本煎汤洗，或杏叶、葱白、楠木、桐木煎洗。

②辨内外

先胀于内，后肿于外者，小便赤涩，大便秘结，色泽红亮，声音高爽，脉滑数而有力。实热证，宜以治脾为主，宜木香、沉香、砂仁、枳实、厚朴、苍术、大腹皮；兼理肺，宜桑皮、葶苈、枳壳、蔻仁、桔梗、苏子、陈皮，专利小便，宜木通、通草、茯苓、防己、车前子、泽泻、猪苓，或发汗，宜麻黄、防风、羌活、川芎、桂枝。如气壮年少新病，必泻其实热，硝黄亦可酌用。

先肿于外，后胀于内者，小便淡黄，大便不实，气色枯白，语音低怯，脉微细而无力。虚寒证，宜以补脾为主，宜陈皮、白术、茯苓、甘草，兼补肺理气补肺，宜人参、黄芪、桔梗、薏苡仁，理气宜沉香、木香、陈香橼、佛手，专利小便宜五苓散，或发汗宜升麻、柴胡。如虚甚多寒，必须大剂频投，方可救援，宜多用人参、白术，肉桂、附子、干姜、吴茱萸亦可选用。

古人以金匮肾气丸治水，是很有必要的。其他药品，与本病相关者，须研核使用。如白芍能于土中泻木，忍冬藤能和缓下气，木瓜、赤豆利水下气较长，片脑、雄鸡金温中与宽膨并用，牙皂夹烧灰存性，神曲为丸取利甚捷，鸡屎白炒热，袋盛浸酒，空心饮，下水大奇，青蛙入猪肚烹为馔，此方效果明显。

③辨气血

水之胀肿，在女科有气分血分之别，先病水胀，经水后断，因而心胸坚大，病发于上，属气分，宜木香调气散。经水先断，后病水胀，因而血结胞门，病发于下，属血分，宜代抵当汤（桃仁、蓬术、大黄、芒硝、当归、生地）。

④辨兼证

上半身肿太甚者，宜羌活、防风、升麻、白芷、苏叶。下半身肿太甚，宜五苓散加苍术、木通。肿而心腹坚胀喘满，宜当归散。头身俱肿，腹前胀疼，宜蟠桃丸。肿而不能食，不能卧，小便秘，宜白术木香散。大病后肿，明属脾虚不能通调水道，宜补中益气汤，送六味丸。肾水不足，虚火烁金，小便不生，急补之，宜补中益气汤、六味丸互用，久服自效，不要误认为疏风行水，将会延误病情，宜急投金匮肾气丸，尚可救。血热生疮，变为肿病，烦渴，小便少者，《内经》论述纯阳者肿四肢，为热证，如便闭更须和气，宜消风败毒散。遍身水肿，喘满，小便闭涩，诸药不效，宜导水茯苓汤。有肿而因于风，宜黄芪防己汤。肿而因于寒，宜中满分消汤，有热者忌。肿而因于热，宜中满分消丸，有寒者忌，或神芎导水丸（黑丑头末、川芎、薄荷、黄连、黄芩、大黄、滑石）。肿而因于湿，宜二蛟散，如虚，宜间服加味胃苓丸。孕妇遍身浮肿，腹胀满，小便不利，宜防己汤（防己、桑白皮、赤茯苓、紫苏、木香）、葶苈散。产后肿满，喘息而渴，小便不利，宜大调经散（大黑豆五钱，茯苓三钱三分，西珀三分半）。

⑤辨五脏

水肿当审形辨脉，知其水从何经而来，加引经药。水肿，必有目胞上下浮胖，肢体沉重，咳嗽怔忡，腰间清冷，小便黄涩，皮肤光亮诸状。今若心水病，必兼身重，少气不得卧，烦而躁，其阴必大肿，引经药加黄连、细辛。肝水病，必腹大不能转侧，胁肠痛，时时津液生，小便续连，引经药加柴胡、川芎、青皮、吴茱萸。肺水病，必身肿，小便难，时鸭溏，引经药加桔梗、升麻、白芷。脾水病，必腹大，四肢重，津液不生，少气，小便难，引经药加升麻、苍术、葛根、白芍。肾水病，必腹大脐肿腰痛，不得卧，阴下湿，足逆冷，面黄瘦，大便反坚，引经药加独活、知母、细辛、肉桂。

⑥九水辨治

五脏之外，又有九种水。一青水，先从两胁肿起，根在肝，主治宜大戟。二赤水，先从舌根肿起，根在心，主治宜葶苈子。三黄水，先从腰腹肿起，根在脾，主治宜甘遂。四白水，先从足肿起，根在肺，主治宜桑白皮。五黑水，先从阴上肿起，根在肾，主治宜连翘。六元水，先从面颊肿起，根在外肾，主治宜芫花。七风水，先从四肢肿起，根在膀胱，主治宜藁本。八高水，先从少腹肿起，根在小肠，主治宜巴豆霜。九气水，或盛或衰，根在三焦，主治宜赤小豆。上九种药等分配合，主治某经者加倍，蜜丸，赤茯苓汤下三丸，日三服，忌盐二三十日，自愈。

⑦难治证辨治

沈金鳌论述了水肿难治证，认为水肿之病，唇黑伤肝，缺盆平伤心，脐突伤脾，背平伤肺，足心平伤肾，五伤者必死。血肿一证，尤为奇害，其为状，四肢浮肿，皮肉闻必有红痕赤缕，皆由血溢离经，留滞于中，与水湿相化，因变为水，宜调荣饮（蓬术、川芎、当归、白芷、槟榔、陈皮、延胡索），或酌用代抵当汤。而产妇败血留滞，以致化水，亦能成肿，必四肢浮，面皮黄，宜小调经散（没药、西珀、桂心、白芍、当归各一钱，细辛、麝香各五分）。不论妇人女子，经水为患，亦能化水，四肢肿，小便不通，此血不归经，宜椒目丸。

（3）治疗方法

①开鬼门，洁净府，去菀陈莝以治标

肿在腰以上者，宜发汗，即经所谓开鬼门。鬼门，即腠理，宜麻黄、羌活、防风、柴胡、牛蒡子、葱白、忍冬藤以开之，或用柳枝煎汤洗。肿在腰以下者，宜利小便，即经所谓洁净府。净府，即膀胱，宜泽泻、木通、香薷、甘草、灯心草、冬葵子、蜀葵子、葶苈子、防己、昆布、海藻、海金沙、赤小豆、茯苓、猪苓、青蛙、海蛤、白螺、鲤鱼、鲫鱼、白鱼、鲈鱼、绿头鸭，秋石代盐，以洁清之。上下分消，使阴阳平治，水气可去，即经所谓去菀陈莝。菀者为积，陈者为久，莝者为腐，宜甘遂、芫花、大戟、牵牛子、续随子，同大麦面作面食，或商陆同赤粳米作饭，日食大效，或郁李仁酒服七七粒，或末之和面作饵食，或老丝瓜巴豆拌炒，又同陈粳米炒，去巴豆丸服。

②理气养脾治本

治本尤当理气养脾，宜参术健脾丸，使脾气实而健运，则水自行，故宜以参术为君，视水之所属，或为阴，或为阳，加减治之。水病，脾必虚，所以必健脾为主。

另外，水肿太甚，开大便逐水、随下而随补。大抵水肿，多由肝盛脾弱之人，肝盛则触怒益胀而干于脾，脾弱则食伤不化而生湿，湿郁甚则化为水，上至头，下至足，中满身之前后，浮肿如匏，寒冷如石，行坐卧起不安，本宜专利小水以除其肿，但肿势太甚，内而膀胱，外而阴囊，相连紧急，道路阻塞，即欲利小便，苦无一线之通，惟开大便以逐水，随下而随补，逐水宜硝黄等，补救宜参术等，渐调理可痊愈。若肿不极甚，只宜利小水以治标，养脾胃以治本。

（4）业师经验

沈金鳌介绍了业师孙庆曾先生治疗水肿的经验，常用五苓散。认为胀

肿唯水病难治，其人必真火衰微，不能化生脾土，故水无所摄，泛溢于肌肉间，法惟助脾扶火，足以概之。而助脾扶火之剂，最妙是五苓散。肉桂以益火，火暖则水流。白术以补土，土实则水自障，茯苓、猪苓、泽泻以引水，则水自渗泄，业师治人水病，无不用五苓散加减，无不应手而愈。

肿胀医案：

案例 1

湿热下注，足肿腹满。肾气丸法治其本，煎方以治其标。

药用粗桂木、汉防己、焦白术、薏苡仁、茯苓、陈皮。

案例 2

咳逆上气，面浮足肿，颈脉动疾，恐成水病。

药用桑白皮、薏苡仁、汉防己、生姜皮、陈皮、大腹皮、赤苓皮。

案例 3

水肿初起。

药用桑白皮、薏苡仁、川草薢、生姜皮、陈皮、猪苓、泽泻、茯苓。

案例 4

风水。

药用桑白皮、薏苡仁、生姜皮、大腹皮、通草、茯苓、陈皮。

案例 5

痢后中满，脉沉肢冷，阳不足也。

药用五苓散加大腹皮、厚朴、生姜。

案例 6

中满已成，难治。

五药用苓散加大腹皮、青皮、川厚朴。

案例 7

足肿腹满，湿热之积。

药用五苓散加大腹皮、青皮、川厚朴。

案例 8

浮肿喘满，严寒之时，阳气不通，恐其喘脱。

药用五苓散加五味子、陈皮。

案例 9

目胞浮肿，中虚之人，恐土不制水，成为水病。

药用五苓散加川附子。

案例 10

风湿相抟而为浮肿，脉软，宜辛淡通之。

药用川萆薢、薏苡仁、大腹绒、泽泻、赤茯苓、姜半夏、橘红。

案例 11

下焦阳虚，足肿，上至阴及腰腹。

药用川萆薢、茯苓、琥珀、川椒目、上桂心、沉香汁。

案例 12

风水。

药用桑白皮、生薏苡仁、川萆薢、赤茯苓、椒目、车前子、血琥珀、老沉香汁。

案例 13

四肢细，腹胀大，此名单腹胀，难治。

药用中满分消丸。

案例 14

单腹胀，脉弦神倦，元气向衰，恐不胜此重证。

药用中满分消丸。

案例 15

七旬之人，岂能胜此重证？拟与通温。

药用焦白术、川附子、炮姜炭、茯苓、炙甘草、官桂、川厚朴、广木香。

案例 16

肿满而喘，有脱象。

药用炒松大熟地、丹皮、茯苓、山药、泽泻、北五味子、车前子、牛膝。

案例 17

水肿腹满。

药用济生肾气丸。

案例 18

阳虚咳喘不得卧，浮肿腹满，上脱之证。

药用济生肾气丸。

案例 19

咳逆上气，不得卧，足肿，阳虚不摄，久成虚脱。

药用金匮肾气丸。

案例 20

高年中满，药所难效。

药用金匮肾气丸。

案例 21

痞散成中满，形羸气喘，脉弦，元气内伤，不能御病。

药用金匮肾气丸。

案例 22

水肿。

小温中丸：白术、陈皮、甘草、香附子、黄连、白茯苓、制半夏、炒六曲、苦参、铁砂。

按语： 由上述肿胀医案可见，沈金鳌重视业师经验，善用五苓散。其在《杂病源流犀烛》中提到"孙庆曾先生，最妙用五苓散"。综观肿胀医案，方中有陈皮、青皮、厚朴、香附、木香等理气药，还有白术、茯苓、陈皮等四君子汤中药物，体现了沈金鳌在治本上重视"理气养脾"的学术思想。

同时，方中应用"金匮肾气丸"加减较多，在医案中也可以体现出沈金鳌所言"水虽制于脾，实主于肾"的病因病机。认为水之为病，有不由脾土虚弱，不能制水，水逆上行，干及于肺，渗透经络，流注溪谷，灌入隧道，血亦因而化水，精亦因而化水。其反复究之，水虽制于脾，实主于肾。对老人强调用"通温"法。

2. 淋证

沈金鳌论述五淋二浊为肾病，淋为滴沥涩痛；浊为小便混浊而不清。肾有二窍，一为出溺，一为出精，淋病则由溺窍，浊病则由精窍，二者绝不可以混淆。近代医者不能分辨，淋病以浊药治，浊病以淋药治，所以疾病很难痊愈。论述了淋病之原，大多由肾虚，膀胱有湿热，浊病之原，精败而腐者居半，由湿热流注者居半。并详细论述了各病的证治。

（1）淋病

古方书列五淋之名，热淋、气淋、虚淋、膏淋、沙石淋；宋元后，又分石淋、劳淋、血淋、气淋、膏淋、冷淋六证。

①病因病机

淋病由阴阳乖舛，清浊相干，或膀胱蓄热，由水道瘀塞，所以欲通不通，滴沥涩痛，为溺窍病。淋病之原，大多由肾虚，膀胱有湿热，膀胱与肾为表里，主水，水入小肠与胞，行于阴为溲便，若肾虚而膀胱有湿热，则因肾虚致小便涩数，因膀胱湿热致小便涩，数而且涩，则淋沥不尽，小腹弦急，痛引于脐。

②辨证论治

石淋，膀胱蓄热积成，如同汤在瓶中，日久结成白碱，治疗须清积热，涤去沙石，则水道自利，宜如圣散（马兰花、白茅根、甜葶苈、车前子、麦冬、檀香、连翘等分）、神效琥珀散（琥珀、桂心、滑石、大黄、腻粉、磁石、木通、木香、冬葵子等分）。

劳淋，多思虑过重，负重远行，劳于脾，宜补中益气汤与五苓散分进。思虑伤脾，宜归脾汤。若强力入房，施泄无度，劳于肾，宜生地黄丸、黄芪汤。亦有纵欲强留不泄，淫精渗下而作淋，宜益元固真汤（甘草梢二钱、山药、泽泻各钱半、人参、茯苓、莲须、巴戟天、升麻、益智仁、酒黄柏各一钱）。

血淋，小腹硬，茎中痛，主要为血瘀，以一味牛膝煎膏。但虚人恐损胃，宜四物汤加桃仁、牛膝、通草、红花、丹皮。也有因血虚，应以养荣为主，宜六味丸加侧柏叶、车前子，或八珍汤送益元散。如血色鲜红，脉数而有力，心与小肠实热，宜柿蒂汤。血色黑黯，面色枯白，尺脉沉迟，下元虚冷，宜金医匮肾气丸。亦有血热过极，反兼水化而色黑，宜赤小豆、绿豆、麻仁、干柿、黄连、侧柏叶、竹叶、葛根、藕汁、黄柏、生地、丹皮。

气淋，气滞不通，脐下妨闷而痛，宜沉香散、瞿麦汤。由气虚，急须补益，宜八珍汤倍茯苓，加牛膝、杜仲。

膏淋，似淋非淋，小便如米泔如鼻涕，此精溺俱出，精塞溺道，故欲出不快而痛，宜鹿角霜丸、沉香丸、大沉香散、海金沙散。

冷淋，必先寒战，小便涩数，窍中肿痛，盖冷气与正气交争，冷气胜则寒战成淋，正气胜则寒战解而得便，多由肾虚，宜金匮肾气丸、肉苁蓉丸。

沙淋，茎中有沙涩痛，尿卒不易出，有细沙沉在缸底，乃膀胱阴火煎熬，津液凝结，轻则为沙，重则为石，宜二神丸。

此外，有过服金石，入房太甚，败精强闭，流入胞中而成淋病，宜海金沙散（海金沙、滑石各一两，甘草二钱半）。湿痰日久，渗而成淋病，宜渗湿汤（苍术、白术、茯苓、猪苓、陈皮、泽泻、川芎、香附、厚朴、砂仁、甘草、生姜、灯心草）加减。淋而小腹胀，宜泻肾汤（大黄二钱，切片，水浸一宿，磁石一钱六分，石菖、生地各一钱，玄参、细辛各八分，芒硝、赤茯苓、黄芩各六分，甘草四分）。妇人产后成诸淋，宜白茅汤。

（2）浊病

①病因病机

多由于思虑过度，心虚有热；嗜欲过度，肾虚有寒；脾精不敛；肾虚下陷；或由精败而腐，或湿热流注，其症茎中皆如刀割火灼，而溺自清利。唯窍端时有秽物，如米柑，如粉糊，如疮脓，如目眵，淋沥不断，与便溺毫不相混，是精病，而非溺病。

②辨赤白浊

沈金鳌认为血虚而热甚为赤浊，属火，心与小肠主病。气虚而热微者为白浊，属金，肺与大肠主病。都出于精窍，白者为败精流溢，赤则由虚滑，精化不及，赤未变白，此虚之极。

③辨证论治

思虑过度，心虚有热，宜地骨皮汤、金莲丸、辰砂妙香散。心经伏暑，宜四苓散加香薷、麦冬、人参、莲肉。嗜欲过度，肾虚有寒者，宜清心莲子饮。因脾精不敛者，宜苍术难名丹。因湿痰流注者，宜苍术二陈汤。因肾虚下陷者，宜补中益气汤。有小便如常，少顷即澄浊物，或如米泔色者，宜萆薢分清饮。有稠黏如膏，茎中涩痛，为精塞窍道，而非热淋，宜加味清心饮。有茎中不痛，脉来无力，为下元虚冷，宜鹿茸补涩丸。有茎中大痛，便赤口渴，脉来滑数者，宜二苓清利饮。有夹寒，小便清白，宜萆薢分清饮、内补鹿茸丸。有夹热，小便黄赤，宜清心莲子饮、香苓散。有赤白浊，小腹痛不可忍，当作寒治，宜东垣酒煮当归丸。

淋浊医案：

案例 1

湿热淋痛，面黄脉弱。

药用焦白术、川黄柏、川草薢、薏苡仁、云茯苓、车前子、甘草梢。

案例 2

湿热下注淋痛。

药用海金砂、川草薢、赤茯苓、细木通、山栀、粉丹皮、甘草梢。

案例 3

阴虚淋痛。

药用大生地、丹皮、赤茯苓、怀牛膝、川草薢、车前子、甘草梢。

案例 4

脉数，关前涩，尺中虚，肾真不足，虚火乃亢，阴营交乘，痰中频见血缕，近更下发淋浊，亦由火之下迫也。

药用细生地、麦冬、湘莲肉、茯苓、黑山栀、甘草梢、车前子、丹皮。

案例 5

脉弦淋浊，肝火之郁。

药用大生地、麦冬、湘莲肉、茯苓、黑山栀、麝香、甘草梢、丹皮。

案例 6

脉弦，阴虚淋浊。

药用炒松熟地、麦冬、湘莲肉、白茯苓、车前子、川黄柏、川杜仲、粉丹皮。

案例 7

阴虚淋浊。

药用大生地、麦冬、湘莲肉、茯苓、车前子、丹皮、左牡蛎、稽豆衣。

案例 8

湿热下注成淋，阴中痛，溺血。

药用细生地、茯苓、川草薢、小蓟炭、丹皮、车前子、甘草梢。

案例 9

小便淋浊出血，脉数，小腹郁热。

药用细生地、麦冬、丹皮、小蓟炭、车前子、甘草梢、茯苓。

案例 10

阴虚，淋浊见血，茎中痛，小溲不利。

药用大生地、麦冬、川黄柏、茯苓、怀牛膝、甘草梢、小蓟炭、车前子。

案例 11

肾虚成损，又复血淋，四年不愈，根元内伤，宜补元气。

药用炒松熟地、鹿角霜、龟腹板、大麦冬、白茯苓、柏子仁、小条参、车前子、败笔头。

案例 12

湿热注浊，用刘松石①猪肚丸。

药用焦白术、苦参、左牡蛎②、猪肚一具。

案例 13

溺有白垢，胞中虚火，久而伤肾，腰背乃痛。

药用川草薢、茯苓、川黄柏、猪内肾、杜仲、桑螵蛸、橘红。

---

① 刘松石：名天和，湖北麻城人，明嘉靖朝兵部尚书。集有《保寿堂经验方》。
② 左牡蛎：左顾牡蛎，即牡蛎。

按语：淋病之原，大约由肾虚，膀胱有湿热，浊病之原精败而腐者居半，由湿热流注者居半。大多由于思虑过度，心虚有热。在医案中发现，沈金鳌用药以滋肾阴、清虚热为主。方中大部分以细生地、麦冬、湘莲肉、茯苓、甘草梢、车前子、丹皮为基本方，根据不同的证型，辨证加减，进一步突出了沈金鳌认为"淋病之原，由肾虚，膀胱有湿热"的思想。

（四）心病

1. 心痛

沈金鳌认为，心痛是包络病，实不在心。指出心痛的病因不外食、饮、风、寒、热、惊、血、虫、疰，并描述了心痛的症状、分类及证治。

（1）辨真心痛

心为君主，不受外邪，如果君火衰盛，或大寒触犯心君，或汗血冲心，素无心病，卒然大痛无声，咬牙切齿，舌青气冷，汗出不休，手足青过节，冷如冰，为真心痛，一般旦发夕死，夕发旦死。沈金鳌认为，如果使心经寒散，用猪心煎汤去渣，煎麻黄、肉桂、附子、干姜，也许能活一命。

如爬床搔席，面无青色，四肢不厥，痛不甚，非真心痛，主要是因为寒、痰、虫、食等，上干包络，脂膜紧急作痛，应辨证论治，审脉用药总治，宜必应汤（延胡索、香附、艾灰、归身、砂仁、生姜）。

（2）九心痛证治

心主诸阳，又主阴血，因邪而阳气郁者痛，阳虚而邪胜者亦痛，因邪而阴血凝注者痛，阴虚而邪胜者亦痛。心痛分九种：

食痛，必饮食饱闷，噫败卵气，或食生冷，或食物过多，宜青皮丸（青皮、山楂、神曲、麦芽、草果）。

饮痛，必恶心烦闷，时吐黄水，甚则摇身作水声，由伤水饮，痰涎积聚，宜小胃丹、胃苓汤；热饮加黄连、甘遂，寒饮加肉桂、茯苓、苍术、半夏，水饮流注胸膈痛，宜三花神佑丸。

风痛，因伤风冷，或肝邪乘心，两胁引痛，宜羌活、荆芥等。

寒痛，外受寒，应当用温散的方法，内受寒，应当温利，久则寒必郁，当疏解，宜术附汤；虚寒当温补，宜归脾汤加干姜、肉桂、菖蒲，肾寒乘心，痛则心悬如饥，泄利下重，宜五积散；寒气客背俞之脉，则血脉涩，血脉涩，则血虚，血虚则痛，其俞注于心，故相引而痛，宜桂枝四七汤（桂枝、半夏各二钱，酒白芍一钱半，茯苓、厚朴、枳壳各七分，人参、紫苏叶、炙甘草各五分，姜三片，枣二枚）、神效散（木香、青皮、陈皮、麦芽、枳壳、三棱、蓬术、神曲、肉桂、白芷、白芍、甘草、延胡索、补骨脂各七分，荜澄茄、丁香各三分，姜三片，枣二枚）。

热痛，身热，心烦急躁，手心热，口渴，便秘，面目赤黄，大热作痛，由积热攻心，或暑热入心，宜金铃子散、剪红丸，甚者宜大承气汤；痛不止，热未清，宜清中汤。

悸痛，劳役则头面赤而下重，自烦发热，脉弦，脐上跳，心中痛，由心伤，宜晨砂妙香散、加味四七汤。

血痛，脉必涩，壮盛人应当用下法，宜代抵当汤，虚弱人须补血行气，宜四物汤加桃仁、穿山甲、肉桂心、蓬术、降香，饮下作呃，也需用行气的方法，宜手拈散。

虫痛，必面色青黄有白斑，唇红，能食或食后即痛，或痛后即能食，或呕哕涎沫，或吐青水，凡吐水者虫痛，不吐水冷心痛，虫心痛小儿多有，上半月虫头向上，易治，先以鸡肉汁或蜜糖饮之，随服妙应丸或剪红丸。

痊痛，为鬼痊，必心痛，神昏卒倒，昏愦妄言，或口噤，由卒感恶，宜苏合丸。

2. 心悸

沈金鳌在文中，先论述了怔忡，再论述了惊、悸、悲、恐、喜、怒、忧、思，认为怔忡，心血不足病，惊为心与肝胃病；悸为心痹病；恐为心肾肝胃病；喜为心肺二经；怒为肝胆病；忧为肺与脾病；思为脾与心病。并各个病证进行了详细的论述。由于心悸包括怔忡和惊悸，本节选怔忡和惊悸论述。

（1）怔忡

沈金鳌认为，怔忡是心血不足病。人主心，心主血，心血消亡，神气失守，则心中空虚。快快动摇，不得安宁，无时不作，名怔忡。其治法如下：

由阳气内虚，宜人参、黄芪、白术、炙甘草、茯神。由阴血内耗，宜人参、麦冬、当归、地黄、圆眼。由水饮停于心下，水气乘心，侮其所胜，心畏水不自安，宜茯苓、茯神、白术、半夏、橘红。急于富贵，戚戚贫贱，或事故烦冗，用心太劳，甚至一经思虑便动，当以养心血，调心气，清热豁痰为主，宜酌用清镇汤（茯神、酸枣仁、远志、菖蒲、石莲、当归、生地、贝母、麦冬、柏子仁）；如心火炽，又须安神，宜安神丸（黄连六钱，朱砂五钱，生地二钱半、炙甘草、当归各二钱）。由汗吐下后，正气屡弱，宜人参、黄芪、白术、白芍。由荣卫俱涸，脉来结代，而心惕不宁，宜养心汤（黄芪、当归、茯神、茯苓、川芎、半夏各钱半，远志、酸枣仁、人参、五味子、柏子仁各一钱，炙甘草五分）。由虑弱怔忡，而卧不安，宜枣仁汤。思虑多而怔忡，兼不寐、便浊，宜养荣汤（当归、甘草、黄芪、酸枣仁、茯神、木香、人参、白芍、麦冬、炙甘草、柏子仁各一钱）。或心虚怔忡而兼自汗，宜参归腰子。由痰为火动，而时作时止，宜二陈汤。由忧愁悲苦，致心虚而动，宜归脾汤。由气郁不宣而致心动，宜加味四七汤加姜汁、竹沥。阴火上冲，怔忡不已，甚至头晕眼花，齿发脱落，或见异物，或腹中作声，急应滋阴降火，加养心之品，宜四物汤加知母、黄柏，如久服降火药不愈，为无根失守之火，宜八味丸。心虚胆怯，宜温胆汤加人参、柏子仁，朱砂为衣，日进三服。

（2）惊悸

沈金鳌认为，惊与肝、胃、心关系密切，肝属木、属风，风木多震动，故惊。胃多气、多血，气壅则易热，热则生火而易惊。阳明属土，土畏木，故闻木声而惊。引用《内经》论述，说明虽惊，但若心气强，虽有危险，触之不动，因为所触即发，是因为心虚的缘故。

惊多由于外界因素引起，耳闻大声，或目见异物，遇险临危，当其外有所触，心忽一虚，神气失守，神去则舍空，舍空则液与痰涎着于包络之间，宜控涎丹加朱砂、远志，多致目睛不转，不能言，短气，自汗体倦，坐卧不安，多异梦，忽惊觉多魇，宜温胆汤、独活汤、琥珀养心丹。

与悸恐不同，若因大惊而病，脉必动如豆粒，寸脉止而复来，为动脉，而无头尾，急当镇定，宜黄连安神丸。由肾虚而惊，宜人参、黄芪、当归、白术、玄参、陈皮、黄柏。由胆虚而惊，宜人参、枳壳、肉桂、五味子、酸枣仁、熟地、枸杞子、柏子仁。由肝胆俱虚，百药不效，须补肾，宜酒化鹿角胶，空腹下五钱，极效，因为肝无虚，不可补，补肾正补肝。有被物所惊，心跳不宁，宜秘方（猪心一个，劈开，入朱砂于内，纸包火煨熟，食之大效）。有心气不足，神不定而惊，宜妙香散。有肝虚受风，卧若惊状，宜珍珠母丸（珍珠母、熟地、当归、人参、酸枣仁、犀角、茯苓、沉香、龙齿、柏子仁）。血虚而惊，宜朱砂安神丸。由痰盛而惊，宜加味定志丸。有思虑过度，宜清心补血汤。有气血俱虚，宜养心汤。

无诱因而自觉跳动不宁，沈金鳌认为，是水衰火旺，故心胸躁动，宜天王补心丹。水停心下，心为火而恶水，故筑筑跳动不自安，宜茯苓饮子（茯神、麦冬、赤茯苓、半夏、橘红、槟榔、沉香、甘草）、半夏麻黄汤（半夏、麻黄等分）。或汗吐下后，正气虚而悸不得卧，宜温胆汤。大体由于心伤火动、火郁痰生，伴有舌强，恍惚，善悲，朱丹溪以血与痰概之，虚宜天王补心丹，痰宜辰砂远志丸（辰砂、远志、人参、茯神、石菖蒲各五钱，川芎、山药、铁粉、麦冬、半夏曲、细辛、天麻、白附子、天南星各一两）。

3. 不寐、多寐

沈金鳌认为不寐多心血虚而有热，虽专属心，其实与五脏相关；多寐属心脾病。

（1）病因病机

不寐的病因病机，与心血不足、肝虚邪袭、真阴亏损、胃不和等皆有关系。多寐的病因病为心神昏浊，不能自主；或心火盅衰，不能生土而健运。

（2）辨证论治

①不寐的辨证论治

由心血不足，或神不守舍，宜归脾汤、琥珀养心丹。由肝虚而邪气侵袭，魂不守舍，卧则不寐，怒益不寐，以肝藏魂、肝主怒，宜珍珠丸。若水亏火旺，肺金畏火，不纳肾水，阴阳俱动，宜清热，宜六味丸加知母、黄柏。胃之气本下行，寐亦从阴而主下，非若寤之，从阳主上，今胃气上逐，则壅于肺而息有音，不得从其阴降之道，胃不和，宜橘红、甘草、金石斛、茯苓、半夏、神曲、山楂。

劳心之人多不寐，宜养心汤。年高之人多不寐，六君子汤加黄芪、酸枣仁。痰多之人多不寐，温胆汤。虚烦之人多不寐，酸枣仁汤（石膏二钱半，人参、酸枣仁各钱半，知母、赤茯苓、甘草各一钱，肉桂五分）。通宵不寐者，安卧如神汤（茯苓、茯神、白术、山药、寒水石煅、酸枣仁各一钱，远志、炙甘草各七分，朱砂五分，人参四分）。有寐即惊醒，宜鳖甲羌活汤（鳖甲、酸枣仁、羌活、独活、川芎、防风、人参、甘草、黄芪、牛膝、五味子、蔓荆子）。有喘不得寐，宜苏子竹茹汤（苏子、竹茹、橘皮、桔梗、甘草）。有虚劳烦热不寐，宜枣半汤。有肝虚惊悸不寐，宜二陈汤加芡实、竹茹。有方卧即大声鼾睡，少顷即醒，由于心肺有火，宜加味养心汤。有不能躺卧，由于胃不调和者，宜和胃汤。兼肺气盛，必泻肺，宜参用泻白散（桑白皮、地骨皮、黄芩、灯心草、马兜铃、山栀、黄连、桔梗、竹叶、大青、玄参、连翘）。有劳心胆冷，夜卧不寐，定志丸加酸枣仁、柏子仁，朱砂、乳香为衣，或加味温胆汤。有癫狂病发，火盛痰壅不寐，宜辰砂散。有伤寒吐下后，虚烦不寐，宜酸枣汤。有心胆俱怯，触事易惊，梦多不祥，虚烦不寐，宜温胆汤。有失志郁抑，痰涎沃心，怔忡不寐，宜温胆汤、加味温胆汤、加味二陈汤。有思虑过度，因脾主思，致脾经受邪，两手脉缓，经年累月不寐，宜益气安神汤（当归、茯苓各一钱，生地、麦冬、酸枣仁、远志、人参、黄芪、胆南星、竹叶各八分，甘草、黄连各四分，姜三片，枣二枚）。有神气不宁，每卧则魂魄飞扬，觉身在床而神魂离体，惊悸多魇，通夕不寐，此名离魂症，由肝藏魂，肝虚邪袭，魂无所归，故飞扬离体，宜前后服珍珠母丸、独活汤（独活、羌活、人参、前胡、细辛、半夏、沙参、茯苓、酸枣仁、甘草、五味子各七分，姜三片，乌梅一个）

②寐辨证论治

体重或浮肿而多寐，为湿胜，宜平胃散加防风、白术。食后即困倦欲卧，脾气弱，不胜食，宜人参益气汤（黄芪一钱半，人参、防风、升麻各七分，熟地六分，生地、白芍各五分，生甘草一分，炙甘草三分，五味子二十粒，肉桂二分）。长夏懒怠，四肢无力，坐定即寐，肺脾两经之气本弱，又为炎暑所逼，宜清暑益气汤。病后多眠，身犹灼热，余邪未清，正气未复，宜沈氏葳蕤汤（葳蕤、茯苓、酸枣仁、石膏各一钱，人参七分）。狐惑证为舌白齿晦，面目或白或赤或黑，变异无常，四肢沉重，默默多眠，大病后肠胃空虚，若虫求食，食人五脏，食人喉则称为惑，声哑，上唇必有疮，宜三黄泻心汤。食人肛则为狐，咽干，下唇有疮，宜雄黄锐散（雄黄、青葙子、苦参、黄连各二钱，桃仁一钱），当急治，通用宜黄连犀角汤（黄连、犀角、乌梅、木香、桃仁各一钱）、治惑桃仁汤（桃仁、生槐子碎、艾叶各二钱）。风温阳脉浮滑，阴脉濡弱，发热，咽干口苦，微恶寒，闭目欲眠，为少阴伏邪发出，更感太阳客邪，宜黄芩汤加桂枝、石膏，甚则葳蕤汤加减。亦有阴阳俱浮，症状如前，太阳受邪误发汗，宜麻黄升麻汤去二麻、干姜、桂枝，取汗即愈。热病得汗后，脉沉细身冷喜卧，脉沉细。昏沉不省，阳气遏，急给药令四肢温暖，有熟睡死者，宜四逆汤。

4. 烦躁、健忘

（1）烦躁

沈金鳌认为，烦躁为心经热火病。内热而心烦，外热而身躁。内热属有根之火，其原本于热，凡但烦不躁及先烦后躁者，较易治疗。外热属无根之火，其原本于寒，凡但躁不烦及先躁后烦，较难治疗。伤寒亦有烦躁症，其所主属肺肾二经，与此心经主病者不同。伤寒之烦，气病，火入于肺；伤寒之躁，血病，火入于肾。若诸虚烦热，又与伤寒相似但不恶寒，身头皆不痛，脉不紧数，切不可汗下，误攻必害。有身不热，头昏口干不寐，是心虚烦，宜人参竹叶汤（竹叶、人参、甘草、熟半夏、麦门冬、石膏、粳米）。有烦热误汗，热甚呕吐，宜陈皮汤（陈皮、甘草、人参、竹茹）。有内热头痛，气短心闷乱，宜竹茹汤。有烦热，睡卧不宁，宜远志汤（远志、黄芪、当归、麦冬、人参、金石斛、茯神各七分，甘草五分）。有忧思成虚烦劳病，宜小草汤（小草、黄芪、当归、麦冬、金石斛各一钱，人参、酸枣仁各钱二分，炙甘草五分加竹叶）。有肾虚心躁烦，下部瘦弱，小便痛，宜八味丸。

（2）健忘

沈金鳌认为健忘为心肾不交病。病因病机为心不下交于肾，则浊火乱其神明。肾不上交于心，则精气伏而不用。火居上，则因而为痰。水居下，则因而生燥。治疗上强调补肾而使之时上，养心而使之善下，则神气清明，志意常治，而自不健忘。

思虑过度而病在心脾，宜引神归舍丹（胆南星二两，朱砂一两，附子七钱）、归脾汤。素多痰饮，宜茯苓汤（半夏、陈皮、茯苓、甘草、香附、益智仁、人参各一钱，乌梅一个，竹沥二匙，姜汁二匙）。痰迷心窍，言语如痴而多忘，宜导痰汤送下寿星丸（姜远志、人参、黄芪、白术、甘草、当归、生地、白芍、茯苓、陈皮、肉桂、胆南星、琥珀、朱砂、五味子）。精神短少，宜人参养荣汤（白芍一钱半，人参、黄芪、陈皮、肉桂、炙甘草、当归、白术各一钱，五味子、熟地、茯苓各八分，远志五分，姜、枣）。上盛下虚，宜养心汤。上虚下盛，宜龙眼汤（龙眼肉、丹参、人参、远志、麦冬、茯神、黄芪、甘草、升麻、柴胡）。心火不降，肾水不升，神志不宁，宜朱雀丸（沉香一两，茯神四两，人参三两）。勤政劳心，读书刻苦，宜安神定志丸。禀赋阴魄不足，神志虚扰，宜定志丸、孔圣枕中丹。年老神衰而善忘，宜加减固本丸（熟地、天冬各一两半，麦冬、炙甘草、茯苓各一两，人参、石菖蒲、远志、朱砂各五钱），并说明此方善治中风后善忘。沈金鳌并补充了治疗健忘秘法，用菖蒲、远志等分，为末，戊子日服二钱，令人不忘。另一个秘方为，择丁酉日，用远志，着巾角中，为末服，勿使人知，能不忘。

5. 癫狂

沈金鳌指出，癫狂为心与肝胃病，而必夹痰夹火。引用《内经》之论，对癫狂做了详细区别，并论述了癫狂治法为治癫先以吐剂涌去痰涎宜控涎丹，次进安神之剂宜琥珀散。治狂先夺其食，次下其痰，泻其火，下痰宜山楂丸，泻火宜生铁落饮。

（1）病因病机

癫由心气虚，有热；属腑，肝病较多；痰在包络，故时发时止，癫因

谋望失志，抑郁无聊而成。癫为久病，癫病多喜。癫有时人不之觉，是癫之轻者；癫病痰火一时忽动，阴阳相争，兼有狂的症状，

狂由心家邪热，属脏；与胃、肾密切相关；痰聚心主，故发而不止。狂因阳气遏抑，不能疏越而得。狂为暴病，狂病多怒。狂有时人不及防，是狂之骤者，狂病痰火经久煎熬，神魂迷瞀，兼有癫的症状。

癫、狂的基本病机总由心神耗散，气虚不能胜敌，痰与火得猖狂犯上。

（2）辨证论治

治癫先以吐剂涌去痰涎，宜控涎丹（甘遂去心、大戟去皮、白芥子等分），次进安神之剂，宜琥珀散（琥珀、人参、茯神、远志、菖蒲、乳香、酸枣仁、朱砂为衣）。治狂先夺其食，次下其痰，泻其火，下痰宜山楂丸，泻火宜生铁落饮。此治癫狂大法。

癫病，由于惊，宜抱胆丸。由于怒，宜宁神导痰汤（天南星、半夏、枳实、赤茯苓、橘红、甘草、远志、菖蒲、黄连、黄芩、朱砂）。由于心脏虚损气血不足，宜清心温胆汤。由于痰迷心窍，宜金箔镇心丸（胆南星一两，天竺黄、琥珀、朱砂各五钱，牛黄、雄黄、珍珠各二钱，麝香五分）。由痰火俱盛，宜甘遂散吐下。由思虑过度，宜归脾汤。由心经蓄热，或时烦躁，眼鼻觉热者，宜芩连清心丸（黄芩、黄连、天花粉、茯神、麦冬、丹参、牛黄、菖蒲、远志）。由阴亏，不时晕倒，痰壅搐搦，宜滋阴宁神汤。由心气不足，神不守舍，宜归神丹。由大病后心虚神散，元气羸弱宜归神丹。由痰为骤壅，发为怪异状，宜清心滚痰丸。由久年癫疾，气血俱耗，宜活虎丹。癫疾愈而复发，作止无常，宜断痫丹。若妇人而患癫，血分不调，宜加味逍遥散，或心风血迷之故，宜甘遂散。

狂病，由上焦实，宜生铁落饮。由阳明实，宜承气汤。由热入血室，狂不知人，宜牛黄解热丸。由火盛而为佯狂奔走，宜当归承气汤。由心经邪热狂乱，而精神不爽，宜牛黄泻心汤、黄连泻心汤。由惊扰得之，痰涎

久留于心窍，宜郁金丸。由风涎暴作，气塞倒仆，宜通泄散。由失魄，状若神灵所凭，宜镇心丹。由失心失志，或思虑过多，积成痰涎，留在心包，宜叶氏雄朱丸。由劳神太过，致伤心血，惊悸不宁，若有人捕，渐成心疾癫狂，宜辰砂宁志丸。由悲哀动中而伤魂，魂伤则狂妄不精，不精则不正，当以喜胜之，以温药补魂之阳，宜惊气丸。因喜乐无极而伤魄，魄伤则狂，狂者意不存人，当以恐胜之，以凉药补魄之阴，宜郁金丸、苦参丸。癫狂初起，宜宁志化痰汤。癫狂久不愈，宜郁金丸。或缘痰火郁结而癫狂宜清心滚痰丸、牛黄清心丸。或缘风痰迷心窍，宜铁粉散、郁金丸。或缘癫狂而不得睡卧，宜辰砂散。

6. 痫病

沈金鳌基于《内经》理论，认为痫病根于肾，而诸痫之发和五脏有密切的关系。如马痫，张口摇头如同马嘶，和心有关；牛痫，目正直视腹胀如牛吼，则和脾有关；猪痫，喜吐沫作猪叫，和肾有关；鸡痫，摇头反折喜惊如鸡鸣，和肝有关；羊痫，扬目吐舌如羊声，和肺有关。并详细辨析了阳痫、阴痫，论述了经络、胎痫等，针对不同的病因病机详细论治。

（1）病因病机

沈金鳌引用《内经》论述"二阴急为癫厥"。二阴为足少阴肾，其证在肾气之厥，而邪伤在阴与筋，肾气主少阴与枢，少阴逆而枢失，则气塞于经而上行，少阴脉系舌本，故塞喉。音瘖不容发，若兽鸣然也。少阴既衰，阴邪壅滞，堵塞诸阴之会，而筋络相引，故患癫痫等证。

（2）辨证论治

①经络辨治

如早晨发作，病在足厥阴肝；黄昏发作，病在足太阴脾；平旦发作，病在足少阳胆；日中发作，病在足太阳膀胱；亥时发作，病在足阳明胃；中夜发作，病在足少阴肾。须加引经药，肝，柴胡、吴茱萸；脾，升麻、葛根、白芍；胆，柴胡、青皮；膀胱，羌活；胃，白芷、石膏；肾，肉桂、知母、独活。

②阳痫、阴痫辨治

沈金鳌认为辨阳痫、阴痫方法简单方便。先身体热，瘛疭惊啼而后发，脉浮洪，为阳痫，病在六腑肌肤之间，易治疗，宜妙香丸。先身冷，不惊掣啼叫，病发脉沉，为阴痫，病在五脏骨髓之内，难治疗，宜五生丸、引神归舍丹。

③胎痫辨治

小儿发病为胎痫，得之母腹中，其母孕时，有所大惊，气上而不下，精气并居，所以生下小儿即发为痫疾，宜烧丹丸。张子和方法较好，用汗吐下并施。若虚而不胜吐下，则以豁痰清火为主，如天南星、木香、竹沥、石菖蒲、全蝎、人参、黄芩、麦冬。所用方药无不取效，宜龙脑安神丸、五痫丸（白附子五钱，乌蛇肉、全蝎、半夏、天南星各二两，蜈蚣半条，僵蚕一两半，朱砂、雄黄各钱半，麝香三分，皂角二两，打碎，用水半碗，浸透揉汁，入白矾二两，同煎）、参朱丸。

④久痫辨治及痫愈调理

然而痫病日久，必成窠囊，宜厚朴丸。窠囊日久，中必生虫，宜妙功丸。或与行痰，宜追风祛痰丸。涤热宜清心温胆汤，除惊宜惊气丸，宁神宜归神丹。痫病已愈，须防再发，宜断痫丹（黄芪、钩藤、细辛、甘草各五钱，蛇壳一条烧存性，全蝉壳四枚，牛黄一钱），或十全大补汤加酸枣仁、远志、朱砂、麦冬、金箔、银箔。

（3）阳痫阴痫用药注意

阳痫大多由痰热客于心胃，遇惊而发作，甚则不遇惊也发作，宜用寒凉药。

阴痫本痰热，医者用寒药太过，损伤脾胃，变而成阴，宜用温补燥湿药。痫证，治标要温通经脉，治本要深入两肾动气。

7. 汗证

沈金鳌认为诸汗证为心虚病，专属于心，与肾有关，应辨其寒热、五脏。并引用《内经》，阐述了无论盗汗、自汗皆要辨证，而不能见汗止汗。

（1）病因病机

沈金鳌认为，汗者总属于心。然肾又主五液，心阳虚不能固卫外，则外泄而自汗。肾阴虚衰，失于滋养和收藏，营血亏耗，阳亢与外，则内伤而盗汗。故汗之病虽专属心，但心、肾有密切关系。且肾阴虚衰，心血不足，精即是血，心虚必本于肾虚，肾虚必至于心虚。

（2）辨证论治

①辨五脏用药

汗为心与肾二经虚，其实五脏虚衰，皆能致汗。如由心虚而汗，当益其血脉，宜当归六黄汤。由肾虚而汗，当助其封藏，宜五味子汤。由肺虚而汗，固其皮毛，宜黄芪六一汤。由脾虚而汗，壮其中气，宜补中益气汤。由肝虚而汗，禁其疏泄。

治汗出于心，宜远志、柏子仁。持重远行，汗出于肾，宜人参、肉桂。疾走恐惧，汗出于肝，宜酸枣仁、山药。摇体劳苦，汗出于脾，宜人参、白术。饮食过饱，汗出于胃，宜陈皮、白术。

②脏腑辨治

肺主气，又主皮毛，若肺虚则表不能卫，而汗从肺自出，宜玉屏风散。思虑太过，当心一片津津，而汗从心自出，宜天王补心丹，称为心汗。胃虚，水谷气脱散，而汗从胃自出，宜补气运脾丸。邪在内，玄府不闭，而汗从肾自出，宜无比山药丸。邪在表，腠理不闭，而汗从经络出，宜调荣活络饮（大黄、当归、牛膝、杏仁泥各二钱，赤芍、红花、羌活、生地各一钱，川芎钱半，桂枝三分）。

③阴阳气血辨治

沈金鳌对阴阳气血引起的汗出也做了辨证论治，认为阴虚者阳必凑，故发热自汗，宜当归六黄汤。阳虚者阴必乘，故发厥自汗，宜黄芪建中汤。肌肤涩而尺脉滑，荣血自涸，多汗，宜当归六黄汤。气虚而阳弱，必体倦自汗，宜芪附汤。气不顺而多汗，宜小建中汤加白芍、肉桂、木香、甘草、生姜、大枣。阴阳偏胜多汗，宜黄芪汤。阴火盛而多汗，宜正气汤（蜜黄芪二钱二分，生地、麻黄根、茯苓、天冬各一钱半，当归二分，麦冬一钱，五味子、浮小麦、甘草各七分，防风五分）。脏腑之阴，拒格卫气，浮散于外无所依归，宜玉屏风散。诸虚不足，赢瘠枯瘦，心忪惊惕，宜牡蛎散（煅牡蛎、黄芪、麻黄根等分）。病后气血俱虚而多汗，宜十全大补汤。

④余证

如津脱者汗大泄，宜调卫汤（麻黄根、黄芪各一钱，羌活七分，当归尾、生甘草、黄芩、半夏各五分，麦冬、生地各三分，猪苓二分，苏木、红花各一分，五味子七粒）。痰盛者汗自流，宜理中降痰汤。火气上蒸胃湿者，必作汗宜凉膈散。表虚者汗出溱溱，宜丹溪治汗汤。湿胜者汗渗肌肉，宜调卫汤。平素胃热，多于食后汗下如雨，宜二甘汤（生甘草、炙甘草、五味子、乌梅等分）。饮酒中风者，恶风少气，汗出如浴，《内经》谓之漏风，其状或多汗，常不可单衣，食则汗出，甚则身热喘息，衣常濡，口干善渴，不能劳事，宜白术散。沈金鳌认为，以上七症能治，唯汗出如珠如油如胶，淋漓而揩拭不逮，不可治。

⑤头汗辨治

有汗出额上偏多，头为诸阳所会，故蒸热而汗。左颊属肝，右颊属肺，鼻属脾，颏属肾，额属心，三焦之火，涸其肾水，沟渠之水，迫而上属于心，故血虚而偏多汗，宜额汗方。若头汗出，齐颈而还，则为血证，宜四物汤加减。湿邪搏阳，头额汗出，宜参用胜湿汤、调卫汤。水结于胸，无大热，汗出头额，宜小半夏汤加茯苓。阳明胃实，汗出头额，宜调胃承气汤。

⑥局部多汗辨治

液自胃府旁达于外，则手足自汗。有热聚胃府，逼而出之，此为阳明病，当下之，宜大柴胡汤。有手足汗，用凉药补药俱不效，此阴阳不和，经络不调，宜八物汤加半夏、茯苓为君，川乌、白附子为佐使，即止。有两腋汗，脚心汗，久不愈，此湿热流注，宜牡矾丹。有阴囊汗，则为肾虚阳衰，宜安肾丸、小安肾丸。有阴囊汗出，久而生疮，其痒甚苦，搔之不足，后必自痛者，则为湿热流注，宜牡矾丹。

⑦血汗辨治

汗出污衣，甚至如苏木水渐染，即《内经》之蔑症，则由胆经受热，血遂妄行，又与手少阴气并，故成此证，宜夺命散（朱砂、寒水石、麝香等分）。或由大喜伤心，则以喜必气散，血随气行，故成此证，宜黄芪建中汤，兼用小麦、麦门冬，金银器煎汤调下妙香散。产妇血汗，则以气血亏耗，宜猬皮散。

⑧黄汗辨治

以汗出时，入水澡浴，湿热内郁，宜芪陈汤。若汗多不止，真阳亡脱，为亡阳证，其身体必冷，多成痹寒或四肢拘急，宜桂枝附子汤。又阳虚亡阳，汗不得出，亡阳证，必致头眩身栗，宜陶氏再造散（人参、黄芪、桂枝、附子、细辛、羌活防风、川芎、炙草各一钱，姜三，枣二）。

⑨盗汗辨治

肾伤则阳衰，阳衰则卫虚，卫行于阴分，当目瞑之时，无气固表，则腠理开而盗汗出，醒则卫气复表，盗汗则止，治法当益气补阴降火，宜当归六黄汤、四制白术散、牡蛎散或盗汗良方。阴火盛，宜正气汤。肝热，宜龙胆散。气血两虚，宜当归地黄汤。诸虚不足，宜参芪汤。

8. 郁证

沈金鳌论述了郁证为脏气病，治法不外《内经》所言"木郁达之，火郁发之，土郁夺之，金郁泄之，水郁折之"，批判了"以吐训达，而以烧盐三两，温汤二升毕达之义。以汗训发，而以升麻、柴胡、羌活、防风毕发之义。以下训夺，而以槟榔、枳实、大黄、厚朴毕夺之义。以解表利小便训泄，而以橘红、苏子、桑白皮、木通、猪苓、泽泻毕泄之义。以遏制冲逆训折，而以黄柏一味毕折之义"。认为此言论"不知立言者原无过，解之者自误"。

赞同王安道、张介宾扩充《内经》之旨。详细论述了丹溪六郁治法，并兼顾了六气致郁，最后解释了《内经》之论五郁，是言脏气。论六气之郁，是言客气，丹溪论郁，是言病气。篇末总结治郁者唯以五郁为本，详察六气之害，参用丹溪、献可之论，凡治诸郁，均忌酸敛滞腻，宜开发志意，调气散结，和中健脾。

（1）病因病机

沈金鳌认为，郁证为滞而不通。百病皆生于郁，怫郁，郁于气或血，当升不升，当降不降，当化不化。主要是因为思虑过深，更兼脏气弱，故六郁病生。六郁为气血湿热食痰。认为诸郁之脉皆沉，如果六郁有兼夹证，根据不同的证候，脉象芤、涩、数、紧、滑、缓、沉、结、促、代，应该详细诊断。

（2）治疗原则

治郁之法，不外《内经》所言，木郁达之，火郁发之，土郁夺之，金郁泄之，水郁折之数语。沈金鳌指出王安道、张介宾扩充了《内经》旨意，达为通畅之义，木郁风之属，脏为肝，腑为胆，主在筋爪，伤在脾胃，症多呕酸，木喜条达，宜用轻扬之药，邪在表疏其经络，邪在里应疏其脏腑，使气通行，均称为达。若专用吐法，则肺金盛，抑制肝木，应该泻肺气、轻泄肝气就可以，不可吐。若脾浊下流，少阳清气不升，只要抑胃升阳就可以，也不可用吐法。木郁固有吐之之理，但吐法并没完全表达"达"的含义，沈金鳌认为宜达郁汤（升麻、柴胡、川芎、香附、桑白皮、橘叶、白蒺藜）。

发为越之意，火郁之病，为阳为热多，脏为心，腑为小肠、三焦，主在脉络，伤在阴分。凡火结聚敛伏，不宜蔽遏，当解其热，用升散轻扬的方法。如腠理外蔽，邪热怫郁，则解表散热取汗。如龙火郁甚，苦寒沉降之剂不可治，则用升浮之品，佐以甘温，顺其性而治，汗法并没有完全表达"火郁发之"的含义，沈金鳌选用发郁汤（丹皮、柴胡、羌活、葛根、远志、菖蒲、葱白、细辛）。

夺为直取的意思，湿滞则脾土郁，脏为脾，腑为胃，主在肌肉、四肢，伤在血分，当梳理其郁滞。滞在上用吐法，滞在中宜攻伐，滞在下宜泻，都为夺之意，所以，"夺"之意不仅仅是下发，应该用夺郁汤（苍术、藿香、香附、陈皮、砂仁、苏梗、生姜、草蔻仁、省头草）。

泄为疏利之意，金郁之病，为敛闭，为燥塞，脏为肺，腑为大肠，主在皮毛、声息，伤在气分，用解表、利气的方法，都称为泄。但利小便为水郁治法，与金郁无关，宜泄郁汤（柴胡、贝母、桔梗、沙参、香附、砂仁、白蒺藜）。

折为调制之意，水之本在肾，标在肺。实土可以制水，治在脾。壮火可以制水，治在命门。自强可以帅水，治在肾。分利可以泄水，治在膀胱。这些方法都称为"折"，并不是所说的遏制的意思，宜折郁汤（白术、茯苓、猪苓、泽泻、肉桂、丁香、木通、白蔻仁）。

丹溪六郁之法：朱丹溪认为郁病十有八九，须辨所夹邪以开导，六郁分气、血、湿、火、食、痰。六郁之间相互成因，气郁则留湿，湿滞则成火，火郁则生痰，痰滞则血凝，血凝则食结，而遂成痞块，越鞠丸通治六郁。以香附理气，川芎调血，苍术开湿，山栀治火，神曲疗食，痰郁加贝母，此以理气为主。若湿盛加白术、茯苓，血甚加桃仁、红花，火盛加黄芩、青黛，食甚加山楂、厚朴，痰盛加胆南星、浮石，因病而变通。春加防风，夏加苦参，秋冬加吴茱萸。

（3）辨证论治

沈金鳌认为治郁宜开发志意，调气散结，和中健脾。用药均忌酸敛滞腻。

气郁：如求谋横逆，贫窘暴怒，悲哀思虑，皆致胸满胁痛，脉必沉涩，宜气郁汤（香附、苍术、橘红、半夏、贝母、山栀、茯苓、川芎、甘草、紫苏、木香、槟榔），内香附、川芎、木香是要药，又木香调气散。

血郁：胸胁痛，兼血郁，盛怒叫呼，挫闪，饥饱劳役，致胸胁间常如针刺痛，或能食，小便淋，大便红，脉沉芤而涩，宜血郁汤（丹皮、红曲、通草、香附、降香、苏木、山楂、麦芽、桃仁、韭汁、穿山甲），内桃仁、红花、香附，并加青黛、川芎为要药。

湿郁：雾露风雨，坐卧湿衣湿衫，致身重疼痛，头如物蒙，倦怠喜卧，阴寒则发，脉沉涩而缓，宜湿郁汤（苍术、白术、厚朴、赤茯苓、半夏、川芎、羌活、独活、香附、甘草、生姜），纳苍术、川芎、赤苓，并加白芷为要药，又渗湿汤。

热郁：不发热，常觉自蒸不能解，目蒙口渴，舌燥便赤，脉沉而数，是热郁。或昏瞀，或肌热，扪之烙手，宜火郁汤（连翘、薄荷、黄芩、槐仁、麦冬、甘草、郁金、竹叶、全瓜蒌），又青黛、香附、苍术、川芎、山栀为要药。

食郁：酸暖腹满，不能食，黄疸鼓胀痞块，脉紧实，宜食郁汤（苍术、厚朴、川芎、陈皮、神曲、山栀、枳壳、炙甘草），内神曲、苍术、香附，并加山楂、醋炒针砂为要药。

痰郁：动则喘满或嗽，寸脉沉而滑，宜痰郁汤（苏子、半夏、前胡、炙甘草、当归、陈皮、沉香），内香附、瓜蒌、天南星、海浮石为要药，又升发二陈汤。

（五）肝病

1. 胁痛

沈金鳌指出，胠胁肋痛为肝经病，胁痛之因，不外气、血、食、痰、风寒五端，并认为怒气、瘀血居多。治法上强调要先分左右，再审虚实，认为胁痛多半是实，不得轻于补肝，能令肝胀。

（1）病因病机

沈金鳌认为肋痛，多由于肝邪之实。肝邪不外气、血、食、痰、风寒五端，气郁由大怒气逆，或谋虑不决，皆令肝火动甚，以致胠胁肋痛；死血由恶血停留于肝，居于胁下，以致胠胁肋痛，按之则痛；痰饮由痰饮流注于厥阴之经，以致胠胁肋痛，伴有咳嗽气急；食积由食停于胁下，有一条扛起，以致胠胁肋痛；风寒由外感风寒之邪，留着胁下，以致胠胁肋痛。并指出怒气、瘀血居多。

（2）辨证论治

沈金鳌认为，胁痛多半是实，不得轻于补肝，能令肝胀。用药上认为治实大忌柴胡，若川芎则必用。暴怒伤血，必和血，宜当归、香附、山栀、甘草。死血阻滞，必日轻夜重，午后发热，脉短涩，当去瘀宜桃仁、红花、没药、香附、赤芍、薏仁根，有块必消块宜牡蛎。

气郁，宜沉香降气散、枳壳煮散、枳壳散、桂枝汤、小龙荟丸。死血肋痛，按之则痛，宜小柴胡汤合四物汤，加桃仁、红花、乳香、没药，或桃仁承气汤、复元活血汤。痰饮肋痛，痛则咳嗽气急，宜控涎丹加天南星、川芎、苍术，再用二陈汤煎水吞下，又芎夏汤（半夏、赤茯苓各一钱，陈皮、青皮、枳壳各五分，白术、炙甘草各二分，姜五片），调中顺气丸。食积肋痛，宜神保丸（全蝎七个，巴豆十粒，木香、胡椒各二钱半，朱砂一钱半，为衣），以枳实汤吞下，又当归龙荟丸。风寒肋痛，宜芎葛汤、小柴胡汤加枳壳、桔梗。

气痛须调气，宜和肋饮；有痰须导痰，宜苍术、半夏、白芥子、陈皮；食积当消导，宜砂仁、枳实、黄连、吴茱萸。

若风寒引起胁痛，解表散寒宜川芎、葛根、桂枝、防风；如两边俱痛，则于前药加减参用；痛甚，加醋少许。

如果胁痛脉虚时，不可按照实证治疗，须看大便。痛时目眈眈无见，耳无闻，善恐，如人将捕之，脉必虚。大便通和，咳嗽，肝火侮肺金，宜小柴胡汤加山茱萸、橘叶。若连胸腹胀痛，大便不通，为瘀血停滞，须先通之，宜归尾、红花、香附、延胡索、苏木、橘叶、大黄，随即用补益宜参用归脾汤、加味逍遥散。如酒色过度，当胁痛不止，名干胁痛，甚危，唯大补气血而已，宜补肝散（川芎、当归、白芍、地黄、防风、羌活）。

左痛由肝实火盛，宜枳壳疏肝散。左痛不移处，由死血菀结，宜桃仁承气汤。右痛由痰积气滞兼有者，宜推气汤（姜黄、枳壳、肉桂、甘草、陈皮、青皮、木香、穿山甲）。右痛而气喘，宜分气紫苏饮。右痛由怒气所伤，宜香附汤。右痛由痞塞，宜沉香导气散。跌仆肋痛，由气血凝滞，宜复元活血汤。右痛由悲伤肺气，宜推气汤。胁痛由受暑，皮黄发泡者，宜大瓜蒌散，或兼清肝破气之品。胁痛由伤寒，宜小柴胡汤，不便加枳壳。或不由伤寒，身体微热，宜枳壳散（枳壳、桔梗、细辛、川芎、防风、葛根、甘草），枳壳为胁痛的要药。至于肋梢之部，在肝下胆之位，若痛甚痛牵连小腹，为死血，不外肢胁肋痛治瘀血方药。痛不明显，止于一处，则为痰，不外肢胁肋痛治痰方药，宜二陈汤加柴胡、青皮、白芥子、乌药。

2. 头痛

沈金鳌基于《内经》之言论，认为头痛的病因不外乎风、寒、虚，需辨六经、辨虚实，并指出治疗头痛多用风药，因为高巅之上，唯风可到，风药轻薄，为阴中之阳，自地升天，故风药多起效。并详细地论述了气、血、风、寒、暑、湿、痰、热等引起头痛的治则治法。

（1）病因病机

沈金鳌认为头痛主要和风、寒、虚密切相关。风气循风府而上，则为脑风；新沐中风，则为首风。太阳之脉达风府，太阳受风，则脑痛而为脑风；沐浴则腠理开，风伤于卫外。大寒入脑，则邪深，髓为骨之充，齿为骨之余，故头痛齿痛，是邪逆于上，称为厥逆。头痛本为太阳病，太阳之脉交巅上，从巅入络脑。如少阴肾虚，太阳膀胱实，肾虚不能摄太阳之气，故虚邪上行而头痛，其脉必举之弦，按之坚。另外，头痛和肠道也有密切关系，肠胃为卫门之道路，气出入通道，气虚则不能上升于巅顶，故头痛，正所谓"头痛耳鸣，九窍不利，肠胃之所生"。

（2）辨证论治

①六经辨治

沈金鳌基于六经辨治头痛，多用风药。认为三阳经热郁头痛，不敢见日光，置水于顶上，汗吐下三法并行必愈。凡遇阴经为患，药必用辛温，如桂、附、干姜、吴茱萸之属。太阳经痛在正巅，其症兼恶风寒，脉必浮紧，宜川芎、麻黄、羌活、独活。少阳经痛在耳前发际，其症兼寒热，其脉必细而弦，宜柴胡、黄芩。阳明经痛在额间，其症兼自汗，发热恶寒，其脉必浮缓长实，宜升麻、葛根、石膏、白芷。或发热，恶热而渴，宜白虎汤加白芷。太阴经头痛，其症兼体重多痰，脉必沉缓，宜天南星、半夏、苍术。太阴痰厥，亦头痛，宜柴胡、黄芩、黄连、半夏。少阴经头痛，其症足寒气逆，为寒厥，脉必沉细，宜麻黄附子细辛汤。厥阴经头痛，其症兼项痛，或吐痰沫冷厥，脉必浮缓，宜吴茱萸、干姜。或肝风虚动头痛，而兼目眩耳聋，宜生熟地黄丸、钩藤散。或怒气伤肝而亦头痛，宜沉香降气散。肾与膀胱经夹寒湿而头痛，其症亦下虚上实，气上而不能下，宜玉真丸（硫黄二两，石膏、半夏、硝石各一两）。心与小肠经夹湿热而头痛，其症兼烦心厥逆，宜清空膏加麦冬、丹参。

②虚实辨治

头痛也分虚实。沈金鳌认为，实痛、虚痛，尤不可混。六腑清阳之气，五脏精华之血，皆朝会于头；六淫五贼之邪，皆能犯上为逆；或与正气相搏，郁而成热，则脉满而痛，宜茶调散；或邪气留滞，亦脉满而痛，宜菊花散（甘菊、旋覆花、防风、枳壳、羌活、石膏、蔓荆子、甘草各钱半、生姜三片），为实证；正气衰微，寒湿侵害，虽不与搏而成热，但邪外袭，则血凝涩而脉挛缩，收引小路而痛，得温则痛减，宜清空膏，为虚证。

（3）治疗方法

根据气、血、风、寒、暑、湿、痰、热辨证。气虚痛，遇劳更甚，耳鸣，九窍不利，两太阳穴痛甚，其脉大，宜补中益气汤。如气上不下，厥而为痛，名气厥头痛，宜芎乌散。血虚痛，善惊，眉尖后近发际名鱼尾，自鱼尾上攻头痛，其脉芤，宜四物汤加薄荷。气血俱虚痛者，兼有二症，宜加味调中益气汤。风痛，抽掣，恶风或汗自出，宜选奇汤（防风、羌活各三钱，黄芩一钱，甘草夏生冬炙，八分）。寒痛，绌急恶寒，宜大川芎丸。暑痛，有汗无汗，总皆恶热，宜香薷饮。湿痛，或冒雨侵露，头必重，天阴尤甚，宜清空膏去黄芩、黄连，加苍术、茯苓。痰饮痛，必昏重，愦愦欲吐，或痰厥痛，每发时，两颊青黄，懒于言语，而兼眼黑头旋，恶心烦乱，此厥阴、太阴合病，宜清空膏去羌活，加半夏、白术、天麻。热痛，名热厥头痛，必烦热，虽严冬亦喜风寒，则痛暂止，略见温暖，其痛更甚，宜先服清上泻火汤，次服补气汤。风热痛，必兼目昏鼻塞，宜石膏散、神芎散（蔓荆子、青黛、川芎各钱二分，郁金、芒硝各一钱，石膏一钱半，细辛一钱，薄荷二钱，红豆一钱）。风痰痛，吐逆目眩，胸满吐涎，宜玉壶丸。湿热痛，必兼心烦，病在膈中，用吐法大妙，宜清空膏。风湿热痛，上壅损目，宜清空膏。郁热痛，头旋眼黑，宜川芎散、安神散（黄芪、羌活、黄柏各一两，防风二钱半，酒知母、酒生地、柴胡、升麻各五钱，生甘草、炙甘草各三钱）。

伤食头痛，必胸满恶食，吞酸嗳腐，宜红丸子，香砂枳术丸加山楂、神曲、麦芽、莱菔子。有伤酒头痛，必口渴神昏，宜葛花解酲汤。有臭毒头痛，必烦闷恶心，宜妙香附一味煎。有发散太过头痛，必神散气怯，宜乳香落盏散（罂粟壳、陈皮、甘草、桔梗、柴胡、乳香）。有肾虚头痛，必下元虚弱，宜硫黄一两，胡粉一钱，饭丸，冷水服五钱，即止。有元阳虚头痛如破，必眼睛如锥刺，宜川乌去皮炮，全蝎糯米炒，等分，韭根汁丸，每十五丸，薄荷汤下。有头痛欲裂，宜当归二两煎，日再服。有卒然头痛，宜僵蚕末，熟水下二钱。有头痛连睛，宜牛蒡子、石膏等分，为末，茶清调下。有年久头痛，宜乌头、天南星末等分，葱汁调涂太阳穴。有产后头痛，宜川芎、乌药末，茶清下二钱。有因头痛，胸中痛，食少，咽吸不利，寒冷，左寸脉弦急，宜麻黄吴萸汤（麻黄、吴茱萸、升麻、苍术、羌活、藁本、柴胡、黄芩、黄连、黄柏、半夏、川芎、细辛、红花、蔓荆子）。认为治疗头痛，多用风药，因为高巅之上，风可到，风药轻薄，为阴中之阳，自地升天，故风药多起效。

3. 眩晕

沈金鳌认为，眩晕属肝风病。基于《内经》之论，指出眩晕的内因，为痰、气、血、虚；外因为风、火、暑、热。认为肝风为眩晕的根本，并从眩晕的外因和内因加以详细论治。

（1）病因病机

沈金鳌认为肝风是眩晕之根本。认为《内经》"头痛巅疾，下虚上实，过在足少阴巨阳，甚则入肾"中"下虚"为肾虚，肾虚则头痛；"徇蒙招尤，目眩耳聋，下实上虚，过在足少阳厥阴，甚则入肝"中的"上虚"为肝虚，肝虚则头晕。所以肾厥则巅疾，肝厥则目眩，这是肾厥和肝厥的不同之处。故有"诸风眩掉，皆属于肝"。肝为风，风为阳邪，主动，若金衰不能制木，则风因木旺而扇动，且木又生火，火也属阳而主动，风火相搏，风为火逼则风烈，火为风扇则火逸，头目旋转而眩晕，所以肝风是眩晕之本。

（2）辨证论治

①辨外因而治

伤风眩晕，必恶风自汗，或素有头风而发，宜芎䓖散。火热上攻眩晕，必烦渴引饮，或暑月热甚而发，宜大黄散。风痰闭塞眩晕，必胸膈痞塞，项急，肩背拘倦，神昏多睡，或心松烦闷而发，宜天麻五钱，川芎二两，蜜丸芡子大，食后清茶嚼下一丸，名天麻丸。风热上冲眩晕，必胸中不利，旋运欲倒，或感受时邪而发，宜川芎、槐子末等分，茶下三钱。冒雨伤湿眩晕，必鼻塞声，宜芎术汤。

②辨内因而治

痰饮眩晕，眩而呕吐，头重不举，是痰，宜清晕化痰汤。眩而心下悸，是饮，宜茯苓半夏汤。气郁眩晕，必七情过伤，痰涎迷塞心窍，眉棱骨痛，眼不可开，宜玉液汤。虚衰眩晕，宜滋阴健脾汤。或内伤气虚，宜补中益气汤。或肾虚气不归元，气逆奔上，宜十全大补汤。或脾胃虚弱，兼呕吐泄泻，宜归脾汤。失血眩晕，或吐衄太甚，或便血过多，或由伤胎，或由产后，或由崩漏，或由金疮跌仆，拔牙，往往闷绝，不省人事，宜当归五钱，川芎二钱半，水、酒煎，日再服，名芎归汤。老人阳虚，每早起便晕，须臾自定，宜黑锡丹。

沈金鳌认为，无论内因、外因引起的眩晕，病因总在痰盛。故风热痰作眩者，宜玉壶丸（天南星、半夏各一两，天麻五钱，白面三两）、茶调散合用。寒湿痰作眩者，宜导痰汤加苍术、秦艽。痰火兼虚作眩，并遍身眩晕者，宜半夏、白术、天麻。有气血虚，夹痰作眩，气虚，宜六君子汤；血虚，宜二陈汤加芍、归。所以，古人云：无痰不作眩。还有眩晕不甚，但头目不清利，宜川芎散、防风散。兼耳鸣耳聋，宜清神养荣汤。且精神不爽，咽干鼻塞者，宜沃雪汤。这些都是由风湿热痰涎郁于精明之府所致。

4. 中风

沈金鳌论述中风比较详细，认为中风是风乘虚而为病，根本在于"虚"。详细论述了中脏、中腑、中血脉的症状、治法及禁忌证。又进一步区别了真中、类中及脱绝。如治中风大法，猝然昏倒，必先顺气，然后治风宜苏合丸，用竹沥、姜汁调灌，如口不开，急用吹鼻散吹入，有嚏可治，无则死。还须辨明气血之所属。气虚，右手足不仁，宜六君子汤加钩藤、姜汁；血虚，左手足必不仁，宜八珍汤加竹沥、钩藤、姜汁。并详细论述了中风辨治，又补充了中风四大风症及余症治法。

（1）病因病机

沈金鳌认为，虚为中风之根，风乘虚而为病。惟李东垣主虚，而刘河间则主火，朱丹溪则主痰，似乎各异，但本在虚。认为"李东垣举其本，河间、丹溪各举其标耳，痰与火之本都在虚"。沈金鳌对刘河间、朱丹溪的观点提出不同看法。如对刘河间的言论："中风瘫痪，非外中风邪，亦非肝风独盛，由将息失宜，心火暴盛，肾水虚衰，不能制之，则阴虚阳盛，而热气怫郁，心神昏冒，筋骨不用，卒倒无所知"，沈金鳌认为刘河间所说的肾水虚衰，阴虚阳盛则为火，但火之自发，根本还是在于虚。沈金鳌认为人身之气根于脾、主于肺。如脾气充盛，自能健运，内因之湿不自生，也无外感之湿，痰则不能为患，也不会壅逆。所以主要还是由于气之虚弱不能健运。所以沈金鳌推断，无论因火、因痰，总由于虚，虚为中风之根。

（2）辨证施治

①中脏辨治

病在里，多滞九窍，有六经形症。如唇缓、二便闭属于脾，不能言属于心，耳聋属于肾，鼻塞属于肺，目瞀属于肝。邪之中较深，治宜下之，宜三化汤、麻仁丸，不可过下以损荣血。

②中腑辨治

病在表，多着四肢，其症半身不遂，手足不遂，痰涎塞盛，气喘如雷，若目犹能视，口犹能言，二便不秘，邪之中犹浅，且有六经形症。如头疼，身热，项脊强，属于太阳。目痛，鼻于不得卧，属于阳明。口苦，胁痛，耳聋，寒热，呕吐，属于少阳。腹满，自利，咽干，属于太阴。舌干，口燥，属于少阴。烦满，囊缩，属于厥阴。太阳经证，无汗恶寒者，宜麻黄、防风、杏仁、甘草；或有汗恶风者，宜桂枝、防风、白芍、甘草。有阳明经证，无汗身热不恶寒，宜白芷、石膏、知母、甘草；或有汗身热不恶风者，宜桂枝、葛根、黄芩、甘草。有太阴经证，无汗身凉者，宜麻黄、防风、干姜、附子。有少阴经证，有汗不热者，宜麻黄、桂枝、杏仁、防风、附子、甘草。如无此四经之证，在少阳、厥阴二经，则从二经治，宜柴胡、黄芩、连翘、羌活、甘草。以上中腑、中脏、中血脉都有，参酌治疗。惟中腑者必面加五色，脉浮弦而多恶风，必当汗之，宜疏风汤、小续命汤，不可过汗以损卫气。

③中血脉辨治

病在半表半里，其症口眼歪斜，沉沉欲睡，外无六经症状，内无便溺疾患，既不可汗，又不可下，唯以静胜其躁，以养血为主，宜大秦艽汤、养荣汤、羌活愈风汤。有痿痹瘫痪顽麻，因痰而中，宜滚痰丸、三生饮（生南星、生白附子、生川乌各一钱，木香五分，生姜十片）、龙星丹（陈胆南星、朱砂各三钱，黄连、黄芩各二钱，全蝎、防风、薄荷各一钱，冰片、牛黄、麝香各三分）；或因火而中，宜凉膈散、清气宣风散；因暑而中，宜香薷饮、沈氏中暑汤；或因湿而中，宜行湿流气散、渗湿汤；因寒而中，宜附子汤、附子麻黄汤；因虚而中，宜万金汤（川断、杜仲、防风、茯苓、牛膝、细辛、人参、肉桂、甘草、当归各八分，川芎、独活、熟地、秦艽各四分。此方专能治风补虚，及手足风，累验。若手指无力，不半剂可愈）、八宝回春汤，因气而中，宜木香调气散（木香、丁香、檀香、藿香、砂仁、蔻仁、甘草）、顺气匀风散（白术二钱，乌药一钱半，人参、天麻各一钱，沉香、青皮、白芷、木瓜、紫苏叶、甘草各五分，生姜三片）。

④类中辨治

卒倒偏枯，语言謇涩，痰涎壅盛，与中脏腑血脉之真中风相似，但无六经形症。由中气虚惫，血液因而泣逆，故虚风内扇，至此生病，治法必于补益药中，加治风之品，宜以人参、黄芪为君，当归、熟地佐之，加秦艽、茯神、竹沥、姜汁、梨汁、人乳，最为稳妥。

⑤脱绝辨治

沈金鳌认为如果不出现《内经》所言的五证"口开者心绝，手撒者脾绝，眼合者肝绝，遗尿者肾绝，声如鼾者肺绝，皆由虚极而阳脱也"。急进大剂参芪术附，或可救十中之一。若误服苏合丸、牛黄丸、至宝丹、活命金丹之类，即不可救。此方药皆辛香走窜，为斩关夺门之将，原为牙关紧塞、两手握固、中脏之闭证而设，故用牛黄入脾治肉，麝香入肾治骨，冰片入肝治筋，唯邪气深入者，乃能驱出。若用于中腑脱绝之证，反为害。

⑥真中风辨治

真中风分表里、阴阳，中腑多兼中脏，需详辨。真中风须分表里，病在表，照前六经形症治之。病在里，便溺阻隔，须下之，宜三化汤（厚朴、大黄、枳实、羌活各三钱）。若表里俱见，先解表，后攻里。若内外邪已解，而犹语言謇涩，半身不遂，未能骤愈，则以六君子汤为主，加羌活、防风、秦艽、当归、生地、白芍，久久服之，荣卫自和。并根据季节加减药物，顺应药性。如望春大寒之后，则加人参、半夏、柴胡、木通，迎而夺少阳之气。望夏谷雨之后，则加石膏、黄芩、知母，迎而夺阳明之气。季夏湿土主令，则加防己、白术、茯苓，胜脾土之湿。望秋大暑之后，则加厚朴、藿香、官桂，迎而夺太阴之气。望冬霜降之后，则加肉桂、附子、当归，胜少阴之寒。

中风分阴阳，若阴中，或青或白或黑，痰喘，昏乱眩冒，多汗，甚者手足厥冷；若阳中，面赤唇焦，牙关紧闭，上视强直，掉眩烦渴。若中腑，多兼中脏，如左关脉浮弦，面目青，左胁痛，筋脉拘急，肉瞤，头目眩，手足不收，坐踞不得，此中胆兼中肝，宜犀角散（犀角、石膏、甘菊、川芎、天麻、人参、羌活、独活、黄芪、白术、黄芩、枳壳、当归、防风、酸枣仁、白芷、甘草、羚羊角）。左寸脉浮洪，面赤，汗多恶风，心神颠倒，语言謇涩，舌强口干，忡悸恍惚，此中包络兼中心，宜加味牛黄散。右关脉浮缓，或浮大，面黄，汗多恶风，口渴语涩，身重，怠惰嗜卧，肌肤不仁，皮肉瞤动，腹胀不食，此中胃兼中脾，宜防风散（防风、麻黄、人参、川芎、附子、肉桂、黄芪、赤茯苓、酸枣仁、白术、桑白皮、独活、甘草、羚羊角）。右寸脉浮涩而短，鼻流清涕，面白，多喘，胸中冒闷，短气自汗，声嘶，四肢痿弱，此中大肠兼中肺，宜五味子汤。左尺脉浮滑，面目黑，腰脊痛引小腹，不能俯仰，两耳虚鸣，骨节疼痛，足疾善恐，此中膀胱兼中肾，宜独活散（川菊、独活、附子、当归、石菖蒲、防风、天麻、川芎、肉桂、山茱肉、枳壳、丹参、牛膝、草薢、甘草、细辛、白术）。

（3）治疗方法

沈金鳌治中风大法，猝然昏倒，必先顺气，后治风，宜苏合丸，用竹沥、姜汁调灌，如口不开，急用吹鼻散吹入，有嚏可治，无则死。辨明气血。气虚，右手足不仁，宜六君子汤加钩藤、姜汁；血虚，左手足不仁，宜八珍汤加竹沥、钩藤、姜汁。

（4）因症施治

①口噤不开

足阳明额颔颊之脉急，则口噤，肝风乘胃，急将皂荚、乳香、黄芪、防风煎汤熏之，然须大作汤液，如蒸如雾乃得力。天南星、冰片为细末，擦牙龈。或藜芦、郁金末搐鼻。或明矾一两、飞盐五钱擦牙，更用钱许棉裹安牙尽处。甘草五寸截五段，麻油浸透，火炙，抉口令咬之，约人行十里许，又换一段，从此灌药甚便。

②口眼歪斜

口眼歪邪，耳鼻常静，故风不作。口眼常动，故风易生。风摇则血液衰耗，无以养筋，故筋脉拘急，而口目为僻，眦急不能卒视，宜疏风饮（人参、黄芪、当归、白芍、秦艽、升麻、防风、葛根、苏木、钩藤、红花），急以桂枝三两，酒煎浓汁，以旧布浸之，右歪拓左，左歪拓右，乳香二两、皂荚一两，烧烟熏之。

③语言謇涩

沈金鳌认为中风之证，皆由肾脉之气不能上循喉咙，夹舌本，故不能言；脾土不足，痰涎涌盛而套涩，不能言；正所谓"足太阳脉贯舌本，散舌下，病则舌强"，"内夺而厥，则为暗痱"。肾不足，宜地黄饮子；脾不足，宜六君子汤。兼有风痰，宜涤痰；有湿痰，清脾热；有迷心窍，清心火；有风热，清肝火；有虚火上炎，壮水之主；有虚寒厥逆，益火之原；用方有神仙解语丹（白附子、菖蒲、远志、全蝎、羌活、天南星、天麻、僵蚕等分）、涤痰汤、八味丸、加味转舌膏（连翘、远志、柿霜、薄荷、菖蒲、山栀、防风、桔梗、黄芩、甘草、犀角、大黄、川芎、玄明粉）。

④四肢不举

四肢不举，脉缓大有力，土太过，宜平胃散、五苓散。脉细小无力，土不及，宜补中益气汤。血枯筋急，宜四物汤，或为水旺风淫，宜四物汤加防风、钩藤、秦艽，或为痰多，宜六君子汤加秦艽、天麻、竹沥、姜汁。

⑤身体疼痛

诸阳之经，皆起手足循行于身体，风寒客于肌肤，始痹而痛，宜蠲痹汤（当归、白芍、羌活、姜黄、黄芪、甘草、生姜、大枣）。若夹湿热，宜当归拈痛汤（葛根、升麻、防风、羌活、茯苓、猪苓、知母、甘草、人参、苦参、茵陈、泽泻、白术、苍术、当归）。夹寒，宜铁弹丸。夹虚，宜十全大补汤。

⑥痰涎壅盛

痰涎壅盛，肥人多中，以气盛于外，而歉于内。人肥必气急而肺盛，肺金克肝木，故痰盛，宜星香散、二陈汤。其有夹虚者，宜上二方加参、芪、竹沥；有夹寒者，宜上二方加桂、附、姜汁；有实者，宜木香汤送星香散；有虚者，宜六君子汤送星香散（天南星、木香、生姜）。

⑦遗尿不禁

遗尿不禁，皆由脾虚下陷，宜补中益气汤加益智仁；肾虚不能收摄，宜地黄饮子同生脉散。

⑧小便不利

由自汗，则津液外亡，小便自少，清热止汗，小便自行，宜凉膈散、当归六黄汤。

⑨善饥善食

善饥善食，风木太过，凌虐中州，脾土受攻，求助于食，法当泻肝安脾，宜青皮白芍汤（青皮、白芍、柴胡、山栀、人参、白术、茯苓、甘草）。

⑩ 自汗盗汗

由于风多者，宜桂枝汤；表虚者，宜玉屏风散；阳气虚者，宜芪附汤。盗汗，更宜变通，宜补中益气汤送六味丸，或当归六黄汤作丸。

⑪ 神气昏瞀

神气昏瞀，盖由痰气逆冲，心主被障，故昏不知人，此系中脏而非中腑，闭证而非脱证，煎剂宜六君子汤加天南星、木香、菖蒲、远志、竹沥、姜汁，丸剂宜至圣保命丹、加减牛黄清肺心汤。

⑫ 左瘫右痪

左瘫右痪，盖瘫痪及四肢顽麻，骨节酸痛，一切寒湿风气，与肾虚足膝无力，治法皆同，宜史国公酒。

（5）四大风证辨治

①偏枯辨治

偏枯，即半身不遂，由血气偏虚，邪气留着于所虚之半边，阻隔脉道，故手足枯瘦，骨间疼痛。经言：虚邪客于身半，其入深，内居荣卫，荣卫稍衰，则真气去，邪气独留，发为偏枯，宜加减润燥汤以治左偏，祛风除湿汤以治右偏。

②风痱辨治

风痱，身无痛，缓者四肢不举，或一臂不遂，或左瘫右痪，急则一身皆仰，大约言变智乱者居多，若言变甚、智乱甚者难治。而李东垣却以痱病为即邪入于里而中脏者，偏枯为即邪在分腠之间而中腑者。然则瘫与偏枯，虽是两疾，其实痱即偏枯之邪气深者，宜换骨丹、疏风顺气丸、八宝回春汤。

③风懿辨治

风懿，亦名风癔，其病亦在脏腑间，由痰水制火，闭塞心窍，故猝然昏倒，舌强不言，喉中窒塞，噫噫有声。但此证有汗身软者可治，无汗身直不易治。前人断为七日死。总之，风痱病有由脾实，由膏粱过甚之故，故用疏风顺气丸以导之，由脾虚，由饮食失节之故，故用八宝回春汤以调之。风懿病有由于热，则以痰火郁积而然，非清火不可，宜牛黄清心丸。有由于虚，则以元弱痰横之故，非化痰不可，宜导痰汤（半夏、天南星、赤茯苓、枳实、橘红、甘草）。

④风痹辨治

对于风痹，沈金鳌认为皆由汗出风吹，血凝于肤。

（6）余证辨治

中风又有暴仆、暴喑、蒙昧及中风热、中风虚等证，皆中风之流派，而与中风证有同有异。

①暴仆

暴仆，因虚，因火，因痰，忽然仆地，精神恍惚，口噤涎潮，与卒中风相似，唯不撒溺、遗尿，其为虚，宜人参黄芪汤加竹沥、姜汁；为痰，宜省风汤；为火，宜防风通圣散，可参用嚏法、吐法、开噤法。

②暴喑

暴喑，其人平素肾必虚，又为厉风所伤，故语言謇涩而喑证，与中风之语涩不同，以此必足胻枯细缓弱，或耳聋，或腰背相引痛，经所谓肾气内夺，则舌喑足废者，宜肾沥汤、地黄饮子、清神解语汤、资寿解语汤（羚羊角、桂枝各一钱，羌活、甘草各七分半，防风、附子、酸枣仁、天麻各五分，竹沥五匙，姜汁一匙）。

③蒙昧

蒙昧，凡风中脏者，其人必昏冒，神情不爽，若有物蒙蔽者，然并有风犯于心，心神不守，致健忘惊悸者，宜牛黄定志丸、四白丹、二参丹、祛风至宝丹。

④中风热

中风热，风因热生，热胜则风动，甚有风毒上攻，头面肿痒，痰涎闭塞，心脚烦热，大小便秘，下注腰脚，肿痛生疮者不治，亦能致瘫痪，宜透冰丹、天麻丸（生地四两，羌活三两半，当归二两半，天麻、牛膝、萆薢、元参、杜仲、独活各两半，附子五钱）、防风通圣散。

⑤中风虚

沈金鳌认为中风虚多在五六十岁，气血就衰，故有中风之病，少年力壮者无此病。但肥盛之人，或兼平日嗜欲太过，耗其精血，虽年少力壮，无奈形盛气衰，往往亦成中风，此即《内经》所云中风虚证。当和气活血，补虚去风为主，宜万金汤、八宝回春汤。

《仁斋直指方》曰：治风良剂，小续命为上，排风汤次之，沈金鳌认为二药主风不主气，须以人参顺气散、乌药顺气散佐助，气一流行则风疏散。据此，可知单用风药不能达其效。人参顺气散所以补气虚，乌药顺气散所以宣气滞，临时调剂，不可混用。并解释了中风之人必能食的原因，一由肝木盛，木盛克脾土，土受制，求助于食，故多食，泻肝治风则脾安，脾安则食自少，而病可以治。一由脾气盛，盛则下克肾水，水亏不能制火，故食益多而病益剧，急服安土滋水之药，不必多食，则食自少，而病可以治。

⑥小中

沈金鳌认为小中不如中脏腑、中血脉严重，主要表现在手足不仁。强调若遇小中证，切不可用正风药深切治之，或至病反引而向里，只需平和之剂调理。

（7）预防调摄

沈金鳌论述风病既愈，而根株未拔，隔一二年，或数年，必再发，发则必加重，或至丧命，故平时宜预防之。第一防房劳，暴怒郁结调气血，养精神，又常服药以维持之，宜定风饼子（天麻、川乌、天南星、半夏、僵蚕、川芎、茯苓、生甘草等分）。故朱丹溪云：宜常服小续命汤以防喑哑。并说明若男妇寻常涎潮于心，卒然昏倒，未即为中风者，当即扶入室中正坐，用醋炭熏之，令气冲口鼻，其涎自归经络，即自能省，唯不可用姜汤及滴水入咽，汤水一入，痰涎永系于心，必成痼疾。

（六）其他

1. 痹证

痹证为风、寒、湿三气，犯其经络之阴而成病。病因为三气杂至，壅蔽经络，血气不行，不能随时祛散，故久而为痹。沈金鳌基于《内经》之论，论述了骨痹、脉痹、筋痹、肉痹、皮痹，并认为各种痹证和时令有很大的关系。如冬气在骨，遇三气故成骨痹；春气在筋，遇三气故成筋痹；夏气在脉，遇三气故成脉痹；季夏气在肉，遇三气成肉痹；秋气在皮，遇三气故成皮痹。并和五脏六腑密切相关，引用张仲景论述了血痹、胸痹的辨治。

（1）病因病机

沈金鳌认为痹证病在阳为风，病在阴为痹。风、寒、湿三气，壅蔽经络，血气不行，不能随时祛散，故久而为痹；遍身或四肢挛急而痛，或不痛，病久已深。入于骨，则重而不举为骨痹；入于血，则凝而不流为脉痹；入于筋，则屈而不伸为筋痹；入于肉，则肌肉不仁为肉痹；入于皮，则寒在皮毛为皮痹。筋骨皮脉肉间，得邪则气缓，痹滞而不痛。痹证和时令有很大的关系，如冬气在骨，遇三气故成骨痹；春气在筋，遇三气故成筋痹；夏气在脉，遇三气故成脉痹；季夏气在肉，遇三气成肉痹；秋气在皮，遇三气故成皮痹。

痹与痿相似，但又有区别。痹因风、寒、湿气侵入而成，气闭不通，肢痛或痒，或顽麻，或手足缓弱，与痿证相似，但痿因血虚火盛，肺焦而成。

（2）辨证论治

①血痹辨治

虽然《内经》对痹证已经阐明，沈金鳌赞同张仲景对于血痹的论述，认为血痹原于体质虚弱，劳倦伤神。本气疲弱，劳伤耗气，汗则阳气泄，卧则阳气伏，在外阳气不能固闭，荣气又复动摇，风虽微而易入，故风与血相搏而成痹。风搏于中上二焦，寸口关上，脉微涩。若邪入下焦，尺脉必见小紧，而又身体不仁，如风痹状，其实为血痹证，宜黄芪桂枝五物汤。

②胸痹辨治

沈金鳌引用张仲景之说论述胸痹，论及胸痹之病，喘息咳唾，胸背痛短气。寸口脉沉而迟，关上小紧数，此则胸痹实证的脉象。凡患胸痹，用瓜蒌薤白白酒汤。胸痹不得卧，兼有饮证，饮原本不痛，饮由胸痹，故心痛彻背，宜瓜蒌薤白半夏汤。心中痞，留气结在胸，胸满，胁下逆抢心，为上焦阳微，而客气动膈，故有心痞胸满之象，宜枳实薤白桂枝汤、人参汤。胸中气塞，短气，更觉幽闭不通，邪气有余，宜茯苓杏仁甘草汤、橘枳生姜汤。胸痹缓急，为胸痹之邪，淫及于筋，故肢节之筋，有缓有急，宜薏苡附子散。

③行痹辨治

风胜为行痹，游行上下，随其虚处，风邪与正气相搏，聚于关节，箭弛脉缓，痛无定处，古名走注，今名流火，俗有鬼箭风之说，宜防风汤（防风钱半，当归、赤茯苓、独活、杏仁、桂心、甘草各一钱，麻黄五分，黄芩、秦艽、葛根各三分，生姜五，大枣二）。有湿伤肾，肾不生肝，肝风夹湿，走注四肢肩髃者，宜苡仁散（薏苡仁、川芎、当归、干姜、肉桂、川乌、羌活、独活、麻黄、防风、白术、甘草）。有肢节肿痛，宜没药散、虎骨丸，控涎丹亦可。

④痛痹辨治

寒胜为痛痹，四肢挛痛，关节浮肿，痛有定处，是名痛风，又名白虎历节风，宜加减五积散。兼风，宜加减乌药顺气散。兼湿而天阴即发，身体沉重，宜除湿蠲痹汤（苍术二钱，白术、茯苓、羌活、泽泻各钱半，陈皮一钱，甘草五分，姜汁、竹沥各三匙），在上加桂枝、桔梗、威灵仙，在下加防己、木通、牛膝。兼痰，宜豁痰汤。兼火，宜四物汤多加酒柏、竹沥、姜汁。兼湿热，宜二妙散。兼血瘀，宜桃红饮子（桃仁、红花、川芎、当归、威灵仙）。

⑤着痹辨治

湿胜为着痹，病而不移，汗多，四肢缓弱，精神昏塞，皮肤不仁，宜茯苓川芎汤（赤茯苓、桑白皮各钱半，川芎、防风、麻黄、赤芍、当归各一钱，陈皮、甘草各五分，大枣二枚）。风胜之脉浮，寒胜之脉涩，湿胜之脉缓。

⑥热痹辨治

热痹由脏腑移热，复遇外邪，故身热，唇口反裂，皮肤色变，宜升麻汤（升麻、茯苓、人参、防风、羌活、官桂、犀角、羚羊角、竹沥）。

⑦周痹辨治

周痹同犯风、寒、湿，遍及全身，故周身俱痛，宜蠲痹汤。

⑧支饮辨治

更有支饮，支饮本在痰饮中证，此则兼有痹病，沈金鳌仍列其名为支饮，由受风、寒、湿三邪兼夹痰涎宿饮，故手足麻痹，臂痛不举，多睡眩冒，忍尿不便，膝冷成痹，宜茯苓汤（半夏、赤茯苓、橘皮、枳壳、桔梗、甘草、生姜）。

2.痿证

沈金鳌指出，痿证为热伤血脉病。论述了"治痿独取阳明"的原因，认为火热之邪伤及血脉，能引起经筋、骨髓、血脉、肌肉、皮毛之痿，但痿证的根本在肺，治疗方面以"欲除肺热，必先除阳明之热，而养其阴，调其虚实"。

（1）病因病机

沈金鳌认为，火热之邪伤及血脉，能引发经筋、骨髓、血脉、肌肉、皮毛之痿。但痿证的根本在肺，以肺燥居上，主气畏火，而行治节，肺金清而气行，充于一身之筋骨血肉皮毛间；如果起居失度，嗜欲无端，饮食失常，以致火动，热邪乘金，肺先受克，内则叶焦，外则皮毛盛弱，由是而着于筋脉骨肉，则病生痿躄。所以，肺为诸脏之长，又为心盖，一切起居嗜欲饮食，皆足伤气，气伤即肺亦伤，且心火上乘肺气，为喘鸣，金失清肃，火留不去，故肺热叶焦，五脏因肺热自病，气不行，发为痿躄。

（2）治疗原则

沈金鳌引用《内经》之论，指出真气与谷气并而充身；阳明为脏腑之海，阳明虚，则五脏无所禀，不能行气血、濡筋骨、利关节，故肢体中不得受水谷气处而成痿。认为冲脉为十二经之海，主渗灌溪谷，与阳明合于宗筋，而阳明为之长，属于带脉络于督脉，阳明虚则宗筋缓，故足痿不用。从而推论，沈金鳌治疗痿证必除肺热，除肺热必先除阳明之热，养其阴，调其虚实，和其逆从，使筋润，筋骨束，机关利，则病除。

（3）辨证论治

①五痿辨治

沈金鳌根据《内经》论述"肺气热，叶焦，则皮毛虚弱急薄，而行痿躄"，认为肺痿则皮毛痿，躄则足弱不能行，宜犀角桔梗汤（黄芪、石斛、天冬、麦冬、百合、山药、犀角、通草、桔梗、黄芩、杏仁、秦艽）。

根据《内经》论述"心气热则下脉厥而上，上则下脉虚，虚则生脉痿，枢折挈，胫纵而不任地"。沈金鳌认为心疾为脉痿。下脉指三阴在下之脉。

枢折挈为四肢关节之处，如枢纽之折而不能提挈，宜铁粉丸。

根据《内经》论述"肝气热，则胆泄口苦，筋膜干，筋膜干则筋纵而挛，发为筋痿"。沈金鳌认为肝痿即筋痿，胆附于肝，肝热则胆泄，故口苦。筋膜受热则血液干，故拘挛而为筋痿，宜紫葳汤（紫葳、天冬、百合、杜仲、黄芩、黄连、萆薢、牛膝、防风、菟丝子、白蒺藜）。

内经又论述"脾气热，则胃干而渴，肌肉不仁，发为肉痿"。沈金鳌认为脾痿即肉痿，脾与胃以膜相连，而开窍于口，故脾热则胃干而渴，且精耗而肌肉不仁，宜二陈汤加人参、黄芪。

同样沈金鳌根据《内经》论述"肾气热，则腰脊不举，骨枯而髓减"。认为肾痿即骨痿，腰为肾之府，腰贯脊主髓，故肾热有此症状，宜金刚丸（萆薢、杜仲、肉苁蓉、菟丝子等分，酒煮猪肾，打泥为丸）。

②其他痿证辨治

沈金鳌认为若外感湿热，宜加味二妙丸；内患湿痰宜二陈汤加二术、黄柏、竹沥、姜汁；血虚宜四物汤、二妙丸合用；气虚宜四君子汤、二妙丸合用，再加当归、地黄、龟板、虎骨；食积宜木香槟榔丸；死血宜归梢汤；脾气太过，必四肢不举，宜大承气汤下之；土气不及，亦四肢不举，宜四君子汤加当归；有热而痿厥，宜虎潜丸；有痰发于夏，即俗名疰夏，宜清暑益气汤。

3. 消渴

沈金鳌认为消渴为燥病。指出上消在肺，肺家实火，肺焦热，心火煅炼肺金；中消在脾，脾家实火，或伏阳蒸胃；下消在肾，由肾阴虚，或火伏下焦。三消的病因病机，以水火不交，偏胜用事，燥热伤阴之所致。沈金鳌治疗三消，"必补肾水真阴之虚，泻心火燔灼之势，除肠胃燥热之邪，济心中津液之衰，使道路散而不结，津液生而不枯，气血利而不涩，则消症无不愈"。文中提到赵献可治疗三消能寻源探流，但对于命门火衰，告诫医者要切脉辨证，不然"下咽立毙"，并详细论述了消渴各种兼证的治法。

（1）病因病机

消渴症状，根据上、中、下消而不同。上消，舌赤裂，咽如烧，大渴引饮，日夜无度。中消，多食易饥，肌肉燥，口干饮水，大便硬，小便如泔。下消，烦躁引饮，耳轮焦，便溺不摄，或便如胶油。三消病因病机为：上消在肺，由肺家实火，或上焦热，或心火煅炼肺金。中消在脾，由脾家实火，或伏阳蒸胃。下消在肾，由肾阴虚，或火伏下焦。

（2）治疗原则

沈金鳌赞同赵献可对消渴的认识，认为煎熬日久，五脏燥烈，能食必发胸疽背痈，不能食必发中满鼓胀；治疗时不必分上下，一概用清肺滋肾之药，上消小剂，中消中剂，下消大剂，宜概用六味丸加麦冬、五味子。认为命门火衰，火不归原，游于肺为上消，游于胃为中消，必用引火归原之法，宜八味丸，冷水服之。但若过用寒凉，恐内热未除，中寒又起。认为赵献可此言能于消病中寻源探流，但必须切脉合症，确实是命门火衰，然后可用肉桂、附子。若由热结所致，下咽立死，告诫需谨慎辨证使用。

认为治疗三消必补肾水真阴之虚，泻心火燔灼之势，除肠胃燥热之邪，济心中津液之衰，使道路散而不结，津液生而不枯，气血利而不涩。三消的形成，以水火不交，偏胜用事，燥热伤阴所致，五行之气相成，阳胜固能消阴，阴胜亦能消阳。所以，经常治疗消渴的方剂为人参白术散、桑白皮汤、活血润燥生津饮、大黄甘草饮子。

沈金鳌指出中消口甘为脾热，中消口苦为胆热，《内经》称此二种为瘅症。沈金鳌认为此与消病一类，但和消病不同。口甘的脾瘅，肥美之人所发，肥令人内热，甘令人中满，中满热郁，其气上溢，久转为消渴，《内经》中以兰草除陈气，兰草性味甘寒，能利水道，其清气能生津止渴，除陈积蓄热；而口苦为胆热，肝取决于胆，如谋虑不决，胆气虚，其气上溢，而口苦，治法同三消，特各加引经药，使归于肝脾。

（3）辨证论治

①上消

烦渴能食，宜人参白虎汤。消渴胸满心烦，无精神，宜人参宁神汤（人参、生地、甘草、葛根、茯神、知母、花粉、竹叶、五味子）。消渴便干，阴头短，舌白燥，口唇裂，眼涩而昏，宜止消润燥汤（升麻钱半，杏仁、桃仁、麻子仁、当归身、荆芥、知母、黄柏、石膏各一钱，熟地二钱，柴胡七分，甘草五分，川椒、细辛各一分，红花二分半）。消渴后身肿，宜紫苏汤。消渴面目足膝肿，小便少，宜瞿麦饮。消渴咽干、面赤、烦躁，宜地黄饮。消渴盛于夜，宜加减地黄丸。消渴由心火上炎，肾水不济，烦渴引饮，气血日消，宜降心汤（花粉二钱，人参、远志、当归、熟地、茯苓、蜜黄芪、五味子、甘草各一钱，大枣二枚）。心火炽热，口干烦渴，小便赤涩，宜清心莲子饮（莲子二钱，赤茯苓、人参、黄芪各一钱，黄芩、麦冬、车前子、地骨皮、甘草各七分）。消渴小便数，舌上赤脉，肌体枯瘦，宜和血益气汤。消渴而上焦烦热，为膈消，宜人参石膏汤（人参钱七分，石膏四钱，知母二钱三分，甘草钱三分）。消渴不能食，宜麦门冬饮子（麦冬二钱，知母、天花粉、人参、五味子、葛根、茯神、生地、甘草各一钱，竹叶十片）。老人虚人大渴，宜人参麦冬汤（人参、茯苓、甘草、枸杞子、五味子、麦冬）。通治上消宜生津养血汤、黄芩汤（片芩、山栀、桔梗、麦冬、当归、生地、天花粉、葛根、人参、白芍各一钱）。

②中消

消中，饮食多，不甚渴，小便数，肌肉瘦，宜加减白术散。消谷善饥，宜加减白术散（葛根二钱，人参、白术、茯苓各一钱，木香、知母、黄柏、甘草各五分，五味子九粒）。能食而瘦，口干自汗，便结溺数，宜清凉饮（甘草冬用梢、防风梢、羌活、龙胆草、柴胡、黄芪、茯苓、生地、酒知母、防己、桃仁、杏仁、当归、黄柏、石膏）。消中而瘦，二便秘，宜兰香饮子。消中由胃热，宜藕汁膏。消中而中焦燥热，肌肉瘦削，大便硬，小便数而黄赤，宜生津甘露饮。消中后腿渐细，将成肾消，宜茯苓丸。通治消中，宜调胃承气汤、加减三黄丸、黄连猪肚丸、顺气散（大黄、芒硝各二钱，炙甘草一钱）。

③下消

肾消，大渴饮水，下部消瘦，小便如脂液，宜元菟丹。肾虚水涸燥渴，宜双补丸（鹿角胶、人参、茯苓、薏苡仁、熟地、肉苁蓉、当归身、石斛、黄芪、木瓜、五味、菟丝子、覆盆子各一两，沉香、泽泻各五钱，麝香一钱）。肾消大渴便数，腰膝疼，宜肾沥丸。肾消尿浊如膏，宜人参茯苓散。肾消口燥烦渴，两脚枯瘦，宜加减肾气丸（熟地二两，丹皮、茯苓、山茱萸、五味子、泽泻、山药、鹿茸各一两，肉桂、沉香各五钱）。肾虚消渴，小便无度，宜鹿茸丸。肾消茎长而坚，精自出者，此孤阳无阴，即强中症，最难治，此亦由耽好女色，或服丹石以恣欲，久则真气脱而热气盛，故饮食如汤沃雪，肌肤削，小便如膏油，阳易兴而精易泄，宜六味丸、石子荠苨汤（荠苨、石膏各钱半，人参、茯苓、天花粉、磁石、知母、葛根、黄芩、甘草各一钱）、黄连猪肚丸。通治下消，宜补肾地黄丸、加减八味丸。

④其他

余证：此外又有食㑊证。《内经》论述此症为大肠移热于胃，善食而瘦，胃移热于胆，亦名食㑊，治法与消中相同。

酒渴证，由平日好酒，热积于内，津液枯燥，烦渴引饮，专嗜冷物，宜乌梅木瓜汤。

虫渴证，由虫在脏腑之间，耗其精液，而成消渴，宜苦楝汤。

类消证，渴欲求饮，饮一二口即厌，不比消渴之无厌，此由中气虚寒，寒水泛上，遥出浮游之火于喉舌间，故上焦欲得水救，水到中焦，以水遇水，故厌水，宜理中汤送八味丸。

消渴日久传变，能食必发痈疽背疮，不能食必中满鼓胀。津液竭则火邪胜，故发痈脓，且痛甚而或不溃，或流赤水。又如上中二消，制之太急，寒药多而胃气伤，故成中满，甚而水气浸淫，溢于皮肤，则为肿胀，所以上热未除，中寒之证复生。

4. 厥证

沈金鳌认为，厥为真元虚病，手足逆冷为厥。其基于《内经》之论，论述热厥、寒厥的临床表现、病因、十四经厥证和厥逆余证。并详细论述寒、热、尸、痰、气、食、暴厥的诊治。指出凡治气、食、尸、痰四厥，皆以降痰顺气温中为要，并补充了气虚厥、血厥、风厥、骨厥、骭厥、痹厥、蛔厥、热厥变证。篇末引用业师孙庆论治厥证之要，并根据脉法辨别厥证的轻重。

（1）病因病机

沈金鳌认为，寒厥之由，为精虚于下，其气取足于上，是以下气上争，下而不上，故不能复阳气；于是气去则阳虚，寒气因而上逆；又因为精虚而无火，不能同脾元而气衰于中，中气不能渗荣其经络，于是阳气日损，阴气独存，手足则寒。

热厥之由，酒入胃而伤脾阴，则阳气入而精气竭，不能荣其四肢，又数醉饱入房，使气聚脾中不得散，酒气谷气相搏，热盛于中，故热遍于身，内热而小便赤。

（2）辨证论治

阳气衰于下，则为寒厥，四肢逆冷，身冷面青，蜷卧，手指甲青暗，腹痛，不渴，小便自利，大便溏，完谷不化，不省人事，脉微迟。阴气衰于下，则为热厥，四肢厥逆，身热，面赤，唇燥，口干，舌苦，目闭或不闭，烦渴，小便短涩，大便燥结，不省人事，脉滑数。

沈金鳌认为，寒厥即阴厥，宜急补阳，宜理中汤，或附子、肉桂、干姜、吴茱萸；热厥，即阳厥，宜急补阴，宜黄芩、黄连、山栀、石膏、知母、童便，甚者可用芒硝、大黄下之。此二厥，伤真元，以为手足寒，或以脚气为厥，误认为二症为中风。风病多经络受伤，厥病由真精内夺，所以不能用风病的方法治厥。后世认为，厥有寒、热、尸、痰、气、食、暴七厥。具体诊治如下：

手足寒者为寒厥，宜附子理中汤。气虚者，宜参芪益气汤（人参、黄芪、白术、五味子、麦冬、附子、陈皮、甘草）；手足冷，表热里寒，下利清谷，食入即吐，脉沉者，宜四逆汤；独指尖冷者，则名清厥，宜理中汤。

手足独热为热厥，宜火郁汤；兼游赤，宜升阳散火汤（升麻、柴胡、羌活、独活、葛根、白芍、防风、生甘草、炙甘草）；便秘宜大柴胡汤；谵语身冷，遗溺自汗，宜白虎汤；烦渴躁妄，失下而手足冷，但不过肘，或身冷而反见阴象，正为热极似寒，急用热药助阳，十无一生，宜白虎汤；妇人热入血室，因而发厥，宜以童便为君，加赤芍、生地、牛膝、丹皮、桃仁。

尸厥，由胃犯不正之气，或因吊死登冢，飞尸鬼击，致阴气上盛，下部空虚，手足冷，肌肤起粟，头面青黑，错言妄语，不省人事，宜苏合丸、藿香正气散。或有身脉不动，形体无知，状如死尸，须先用药令其苏，宜灌返魂丹，然后随其脏气以治，寒则热之，热则寒之，闭则通之。

痰厥，由寒痰迷心，故四肢厥冷，僵仆卒倒，咽作声，口吐沫，不省人事，气喘脉弦，宜导痰汤。有暴不知人，类于卒中，但未卒仆，喉中痰如曳锯，必先用瓜蒂散探吐，后宜清气化痰丸、导痰汤。

气厥，由暴怒伤阴，四肢冰冷，卒然而仆，口出冷气，其脉必浮，宜苏子降气汤。且有暴怒气逆，昏晕痰塞，牙紧似中风，宜顺气散。

暴厥，由于伤血，其脉芤，先用药灌醒，宜姜汁调苏台丸，然后察脉。

如冷过臂膝，唇与指甲青黑，皆不治。或遇暴厥，可用急治，宜蒲黄酒。

食厥，醉饱后感风寒，或着恼，而饮食填塞，胃气不行，变为异常急猝之证，宜和保丸。或因酒而得，亦名酒厥，宜二陈汤加青皮、葛根。

（3）辨治方法

①七厥辨治

治气、食、尸、痰四厥，以降痰顺气温中为大法。以茯苓、甘草、枳壳、半夏、桔梗、陈皮六味为主药，如遇尸厥，宜加苍术、雄黄、远志、石菖蒲、檀香、沉香、乳香、木香等。古人以忍冬藤叶一味煎膏治尸厥，可采用。遇痰厥，宜加天南星、姜汁、瓜蒌霜等。遇气厥，宜加乌药，木香、香附、青皮、砂仁等。遇食厥，本宜吐，若不吐，宜加厚朴、枳实、山楂、麦芽、苍术等。

②其他厥证辨治

寒、热、尸、痰、气、食、暴七厥之外，有气虚厥，有所劳伤，气弱不能运行之故，宜补中益气汤。有血虚厥，或吐溺崩漏，产后所致，宜芎归养荣汤（川芎、当归、熟地、白芍、麦冬、杞子、黄柏、知母、甘草）；有风厥，手足搐搦，宜小续命汤（麻黄、人参、黄芩、白芍、甘草、川芎、杏仁、官桂、附子、防风、防己、生姜）；有骨厥，骨枯爪痛者，宜四七汤；有骭厥，身立如椽者，宜四七汤；有痹厥，即脚气顽麻肿痛，初发时，必身痛，肢节肿痛，宜羌活导滞汤（羌活、独活、当归、防己、大黄、枳实），后用当归拈痛汤（当归、羌活、炙草、黄芩、人参、茵陈、升麻、葛根、苦参、苍术、知母、泽泻、猪苓、防风、白术）；有蛔厥，由于胃寒，蛔虫攻胃，故手足厥冷而必吐蛔，宜安蛔散。

③变证施治

沈金鳌认为，热厥一证，有变成痿证者，因肾肝虚，阴血失养，而又房欲不绝，以致自踝以下，常觉热痛，宜五兽三匮丸、养血壮筋健步丸；

由醇酒膏粱，滋火于内，逼阴于外，致相火炽而乘阴位，两脚痿弱，甚且脐膝尻阴皆冷，精滑不固，法当泻相火而复真阴，使阴复其位，则病自愈，宜滋肾丸、神龟滋阴丸。若误投热剂，反泻其阴，而助其阳，立毙，此为厥证之变证。

④业师论厥

沈金鳌之师孙庆曾，论厥证有数种，总由肝风痰火，火上冲逆成厥；相火上冲，阳明气塞；胆怯心虚，痰火气闭；元虚气逆；风邪寒闭，都会形成厥证。

5. 血证

沈金鳌指出血证为火病，认为血属阴，难成而易亏，如果不节欲而谨养，必阳火盛炽，日渐煎熬，真阴内损，而血液妄行于上，为吐衄，随便溺渗泄于下，成百病。详细论述了十六种血证及出血过多的治法，治法主要以消瘀之品，佐以润下之剂，使败血下行，服止血药以归其经，再服补血药以还其元。

（1）病因病机

血证为火病。脾生血，心统血，肝藏血，血液宣布于肺，根于肾，灌溉于一身，入各个经脉。其入脉，少则涩，充则实，气血生化旺，则各个经脉赖以濡养。如果气血虚衰耗竭，百脉则空虚。沈金鳌基于《内经》之论，指出血属阴，难成而易亏，如果不节欲谨养，则阳火盛炽，日渐煎熬，真阴内损，吐衄妄行于上，便溺渗泄于下，精神损而百病生。心主血而不能藏，夜则复归于肝，肝藏血而不能主，昼则听令于心。心为君，肝为相，君火动，相火从之。相火动，六经之火从之。火动则血随以动，迫至六经受伤，血液流进，聚于两胁胸膈之间，从火而升，发为吐或咯。

（2）治疗原则

沈金鳌指出，血证重者，从夹脊而上如潮涌升，应当任其出，不得强遏制，所出皆败血，即使遏制亦不归经，必须用消瘀之品，佐以润下之剂，使败血下行，服止血药以归其经，再服补血药以还其元。

（3）辨证论治

①吐血

吐血阳证血色鲜红，阴证血色如猪肝紫黯。由七情妄动，形体疲劳，阳火相迫错行而成。脉洪、口渴、大便干结，须用凉药，宜天冬、麦冬、知母、贝母、生地、丹皮、山栀、白芍、黄柏、犀角。若气虚夹寒，阴阳不相为守，血亦妄行，必有虚冷之状，阳虚阴必走，宜理中汤加木香、乌药。血证久，古人多以胃药收功，如乌药、沉香、炮姜、大枣。伤酒食醉饱，低头掬损肺脏，吐血汗血，或口鼻妄行，但声未失，宜槐花散。劳瘵而吐血，宜神传膏。有劳心而吐血，宜米莲散。有肺痿而吐血，宜黄明胶散。有阳虚而吐血，宜生地黄膏。有忧恚吐血，烦满少气，胸中疼痛，宜柏叶散。有气郁而吐血，宜香附散。有心热而吐血，宜蒲黄汤。有吐痰夹血，心烦骨蒸，宜人中黄散。有坠跌瘀血，积在胸腹，吐血无数，宜干藕节散。有忽然吐血一二口，或心衄，或内崩，宜阿胶汤、茜根煎。

②咯血辨治

咯血为痰中咯出血，与吐血证相类，轻则身凉脉微，重则身热脉大，急则治标，宜十灰散、花蕊散，缓则治本，宜四物汤、犀角地黄汤。由肺热，宜青饼子。由肺损者，宜薏苡仁散。

③咳血辨治

火乘金位，肺络受伤，故血从咳嗽出，为咳血。先痰嗽而后见红，是积痰生热，应急降痰火，宜橘红、苏子、贝母、麦冬、黄连、瓜蒌霜。先见红而后痰嗽，是阴虚火动，痰不下降，应滋阴降火，宜补阴丸（龟板、枸子、黄柏、知母、杜仲　砂仁、甘草、五味子、侧柏叶）加麦冬。有肺家热郁而咳血，宜紫菀丸。有咳血而极甚不止，宜桑白皮散。有肺破而嗽血不止，宜海犀膏散。

④衄血辨治

劳伤元气，阴虚火动，邪火上冲，气归于肺，应清肺降火，宜白虎汤加地黄、犀角、丹皮、白芍、山栀、黄柏。由肺经实热，宜青黄散（青黛、蒲黄各一钱）。由少小鼻破衄血，小劳辄出，宜桑耳塞鼻丹。由病后常衄，小劳即作，宜石膏牡蛎丸（石膏五钱，牡蛎一两）。衄血五七日不止，宜人中白散。有口鼻出血如涌，因酒色太过，宜荆芥散。有火热上升，而衄极甚，或不止，宜沈氏止衄丹（香附二两，川芎一两，黑山栀、黄芩各五钱）。

⑤牙血辨治

牙血，阳明经热火上攻所致，或夹风夹湿，或由血热，或由气实，宜清胃汤加减，或大寒犯脑宜白芷散，脉症辨，总治宜用百草霜，擦牙立止。

⑥舌上无故出血辨治

舌上无故出血，全属心火，舌为心苗，宜槐花末擦之。则有舌硬而出血，宜木贼煎。有舌肿出血如泉，宜涂舌丹。有舌上出血，窍如针孔者，宜紫金沙丸。

⑦溺血辨治

溺血由膀胱有火，即属血淋，溺出必痛，宜小蓟饮子，或四物汤加发灰、山栀、牛膝。由下元虚冷，即尿血，溺出不痛，宜金匮肾气丸。劳伤宜茅根汤。阴虚宜参芪萝卜散。有卒然尿血不止，宜龙胆草汤。男妇患溺血，宜龙骨散、郁金散、二草丹。

⑧肠风辨治

肠风为肠胃间湿热郁积，甚至胀满而下血，宜槐花散（槐花二钱，苍术、厚朴、陈皮、当归、枳壳各一钱，乌梅肉、炙甘草各五分），或四物汤加阿胶、山栀、地榆。风入大肠，留滞不散，夹湿而成，宜加减四物汤。

阴分虚，血不循经而成肠风，宜四物汤、地榆散合用。

⑨便血辨治

《内经》称便血为结阴病，由于阴气内结，不得外行，血无所察，渗入肠间，而成此证，沈金鳌认为与肠风不同。脉虚涩，宜平胃地榆汤（苍术、升麻、炮附子各一钱，地榆七分，葛根、厚朴、白术、陈皮、赤茯苓各五分，干姜、当归、神曲、白芍、益智仁、人参、炙甘草各三分，生姜三片，大枣二枚）、结阴丹（枳壳、威灵仙、黄芪、陈皮、椿根白皮、首乌、荆芥穗各五钱）、清脏汤（生地一钱，酒洗当归、地榆各八分，山栀、黄芩、黄柏各七分，白芍、黄连、阿胶、侧柏叶各六分，川芎、槐角各五分）、榆砂汤。先便后血，张仲景认为远血，宜黄土汤。先血后便，为近血，宜赤小豆当归散。有内伤下血，解脉络之结，宜连壳丸。实热积于内而便血，宜当归承气汤。结阴下血，而腹痛不已，宜地榆甘草汤。由脾湿便血，宜苍术地榆汤（苍术二两，地榆一两）。大便泻血，有遗传史，宜砂仁末米汤热服二钱。脏毒下血，宜大蒜丸、旱莲草散、干柿散。痔漏脱肛泻血，面色萎黄，积年不愈，宜白术丸。

粪前有血为外痔。粪后有血为内痔。大肠不收，为脱肛。肠道内有胬肉为举痔。头上有孔为瘘疮。内有虫为虫痔，宜槐角丸。瘀血内漏，宜蒲黄散子。下血虚寒，日久肠冷，宜熟附子丸。便血及肠风，用寒药热药及脾虚药无效，宜山楂子散。有便血止后，但觉丹田元气虚乏，腰膝沉重少力，宜桑寄生散。突然泄泻鲜血，喷出如竹筒，宜小蓟打汁，温服一升。肠胃积热，因酒毒下血，腹痛作渴，脉弦数，宜黄连丸、酒蒸黄连丸。大肠素虚夹风，又酒过度夹热，下痢脓血，且痛甚，多日不愈，宜乌梅丸、樗白皮散（樗白皮、人参各一两）。有风邪入脏，或食毒积热，大便鲜血，疼痛肛出，或久患酒痢，宜木馒头散（木馒头烧，存性；棕灰、乌梅肉、炙甘草等分）。

⑩ *痰涎血辨治*

沈金鳌认为痰涎血为脾家蓄热所致，宜加味逍遥散、清肺汤。而痰唾中带有红丝红点，病尤为甚。由六经之火，宜山栀地黄汤（山栀钱二分，生地、赤芍、知母、贝母、瓜蒌仁各一钱，天花粉、丹皮、麦冬各五分）。由思虑伤心伤肺，宜天门冬汤（天冬、远志、白芍、藕节、麦冬、黄芪、阿胶、没药、当归、生地各七分，人参、甘草各三分，生姜三片）。由阴分虚弱，宜清火滋阴汤（天冬、麦冬、生地、丹皮、赤芍、山栀、黄连、山药、山茱萸、泽泻、甘草、赤茯苓各七分，加童便）。

⑪ *呕血辨治*

呕血为血从口涌出，多至成盆成碗，始必大怒，以致肝气上逆，治以降气清热为主，宜苏子、郁金、橘皮、甘草、降香、蒲黄、当归、青黛、麦冬、生地、赤芍、童便、天冬、麦冬。饮酒过多，积热涌盛，或至垂死，宜葛黄丸（黄连四两、葛花三两，无则葛根代之）。饮食过度，负重努力，伤胃而大呕，宜是斋白术散（白术二钱，人参、黄芪、茯苓各一钱，山药、百合各七分半，甘草五分，前胡、柴胡各二分半，姜三片，枣二枚）。阳乘于阴血滋妄出，宜四生丸（生荷叶、生艾叶、生侧柏叶、生地黄叶，如无，以鲜生地代，等分）。内伤心肺，血如涌泉，从口鼻出，须臾不救则死，宜侧柏散。血出如泉，诸药不效，宜七生汤（生地、生荷叶、生藕节、生茅根、生韭菜各一钱，生姜五钱）。因虚劳，五内崩损，涌出可升斗计，宜花蕊石散。

⑫ *肠澼辨治*

李东垣认为肠澼是水谷与血，如喷桶涌出。沈金鳌认为长夏湿热太甚，正当客气盛，而主气弱，故肠澼病甚。并说明了肠风、脏毒、便血、肠澼虽相似而各有不同。肠风由邪气外入，随感随见，所以下清血而色鲜，必在粪前。脏毒由蕴积热毒，久而始见，所以下浊血而色黯，必在粪后。便血兼由湿热风虚，所以下血或清或浊，亦不论粪前粪后。肠澼则客气盛而正气衰，所以血与水谷齐出，肠澼不得用肠风等药，宜凉血地黄汤、当归和血散（当归、升麻各钱半，槐花、青皮、荆芥、白术、熟地各七分，川芎五分）、升阳除湿和血汤（白芍钱半，黄芪、炙甘草各一钱，陈皮、升麻各七分，生地、丹皮、生甘草各七分，当归、熟地、苍术、秦艽、肉桂各三分）、加味香连丸。喷出之血，远散如筛，色紫黑，腰腹沉重，为湿毒肠澼，宜升阳补胃汤。喷出血色紫黑，腹痛恶寒，右关脉按之无力，喜热物熨，由于内寒，宜益智和中汤。因饱食发为肠澼，宜香壳丸。有下血作派，喷出有力，而远射四散如筛，腹中大痛，宜芍药黄连汤。

⑬ 九窍出血辨治

九窍出血，因火盛之极，故卒然大惊，九窍皆出血，宜侧柏散、沈氏犀角汤（犀角磨汁、黄连、荆芥炭、小蓟各一钱，龙骨生研八分，黄芩钱半，人参五分）。有九窍、四肢、指歧间出血，暴怒所为，宜小蓟散，或以井华水噀其面，不要让病人先知。有指缝瘙痒成疮，有窍出血不止，宜多年粪桶箍蓬烧灰，敷之即止。有血自皮肤间溅出，宜以煮酒坛上纸揉碎如杨花，摊在出血处，按之即止。有腘中出血不止，乃血虚，宜十全大补汤。有遍身不论何处，无故出血，宜五花汤（水芦花、红花、槐花、茅花、白鸡冠花等分）。

⑭ 血汗辨治

血汗为汗出色红染衣，也称为红汗，《内经》论述"胆经受热，血遂妄行，又与手少阴气并，故成此症"，刘河间认为胆受热而血妄行，《本草》论述"大喜伤心，喜则气散，而血随气行"。沈金鳌认为对血汗的认识虽不同，但治则相同，宜黄芪建中汤兼服妙香散，以金银器、大小麦、麦冬煎汤调下，或定命散。

⑮ 薄厥辨治

薄厥证，大怒气逆，阴阳奔并，平素不发作，突然吐血以升斗计，脉弦急，宜六郁汤。

⑯ 唾血辨治

鲜血随唾而出，本在肾，宜滋阴降火汤（白芍钱三分，当归钱二分，熟地、麦冬、白术各一钱，酒生地八分，陈皮七分，盐知母、盐黄柏各五分，生姜三片，大枣二枚）。有唾中带红丝为肺痿，宜人参平肺散（桑白皮二钱，人参、知母、地骨皮、炙甘草各一钱，天冬、赤茯苓各八分，陈皮、青皮各五分，五味子二十粒，生姜三片）。由热郁所致，宜河间生地黄散（枸杞子、柴胡、黄连、地骨皮、天门冬、白芍、黄芩、黄芪、生地、熟地、生甘草各七分）。有阴虚火动唾血，宜清唾汤。由劳心动火，宜元霜雪梨青。

（4）预防血晕

一切出血过多，则必致眩晕闷绝，宜大剂首归汤煎服救之，全生活血汤、生地芩连汤亦佳。故凡吐衄太多不止，当防其血晕，急取茅根烧烟，将醋洒之，令鼻嗅气，以遏其势。或蓦然以冷水噀其面，使惊则止。或浓磨京墨汁饮之，仍点入鼻中。沈金鳌认为，如此预防，可免血晕。

二、妇科 🕊

（一）求嗣

求嗣，在古代医家著作中很少提及。沈金鳌认为，孕育关系到男女双方，并强调"男养精，女养血"，把"求嗣"列为《妇科玉尺》卷首。在文中详细说明了进火有法、男女性情、氤氲有时、胎孕所由等。

1. 受孕条件

沈金鳌认为，求嗣之术，不越男养精，女养血。他引用袁了凡的五大养精之法、一寡欲，二节劳，三息怒，四戒酒，五慎味。文中论述了五者在养精中的重要性，并认为浓郁之味，不能生精；淡泊之味，乃能补精。至于炼精有法，服药有方，宜五子衍宗丸、阳起石丸、续嗣丹、温肾丸。养血之法，莫先调经，认为经不调，则血气乖争，不能成孕。还提到娄全善治月经不调，只一味香附末醋丸服之，谓为百发百中之剂，以能调气血也。然或子宫多冷，宜琥珀调经丸、暖宫丸、螽斯丸、济阴丹。冲任多伤，宜温经汤、加味养荣丸，并宜治之。

2. 受孕时机

沈金鳌引用《丹经》论述"一月止有一日，一日止有一时。凡人一月经行一度，必有一日氤氲之候，于一时辰间，气蒸而热，昏而闷，于此时逆而取之则成丹，顺而取之则成胎"。表述了妇女受孕时机，并认为此氤氲之时，交合成胎，也有偶然性，不一定以受胎时期为准。沈金鳌表述了怀孕的最佳时期，和现代的排卵期比较接近。

3. 不孕原因

不孕的原因有很多，沈金鳌引用陈士铎之说，指出凡男不能生子，有六病：一精寒，二气衰，三痰多，四相火盛，五精少，六气郁。女不能生子，有十病：一胞胎冷，二脾胃寒，三带脉急，四肝气郁，五痰气盛，六相火旺，七肾水亏，八任督病，九膀胱气化不行，十气血虚而不能摄精。

4. 炼精之法

沈金鳌认为，炼精为保精的重要方法。其引用《保生书》详细说明了炼精方法。指出炼精者，全在肾家下手。内肾一窍名元关，外肾一窍名牝户，真精未泄，乾体未破，则外肾阳气，至子时而兴，人身之气，与天地之气两相吻合，精泄体破，而吾身阳生之候渐晚，有丑而生者，有寅而生者，有卯而生者，有终不生者，始与天地不相应矣。炼精之诀，须夜半子时，即披衣起坐，两手搓极热，以一手格外肾兜住，以一手掩脐，而凝神于内肾，久久习之，则精旺。

（二）月经

月经病在妇科中是比较复杂而且常见的疾病，沈金鳌对于月经病有较详细的论述。指出血凝之证当有经闭、气滞、血枯三项因缘，应辨证论治。若专用攻伐，恐经不通而血反涸。对于月经先期、月经后期、闭经、月经较少、月经较多等病证，详细辨证论治，并提出如果月经二三月不行，应该验胎，不能用攻伐通剂，在临床中积累了丰富的经验。

1. 病因病机

沈金鳌指出，月经至十年，无男子合则不调；未至十年，思男子合不得，也不调；不调则瘀不去，新血误行，或渍而入骨，或变而成肿，故室女忧思积想在心，则经闭而瘀怯多。脾胃伤损，不尽可作血凝经闭，只宜调养脾胃，脾气旺则能生血而经自通。饮食停滞致伤脾胃，宜消食健脾。

经来时，饮冷受寒，或吃酸物，以致凝积，血因不流，为经闭，当以辛温、活血、行气药疏通。精神壮盛，阴血有余，偶感风寒，或食冷物，以致气滞血凝而闭，为气滞，宜以通气、活血药疏导。先天不足，或病后产后失于调理，以致真阴亏损，火热煎熬；或阴虚火旺，肝不生血；或堕胎，及产多而亡血；或因久患潮热，盗汗耗血，乃将成痨瘵之候，为血枯，宜以滋阴、养血、清火药治疗。

2. 辨证论治

（1）月经不调

经水不调，色淡似水，为血虚，宜四物汤加党参、黄芪、香附，腹痛加阿胶、艾叶。血色紫而成块，热从火化而热血凝结，或离经蓄血所致，经水必下多或作痛，宜四物加黄芩、黄连、知母、黄柏、白芍。妇人室女月不调，血积坚如石，为受寒，宜和血通经汤。妇女月经不调，如由气滞，宜艾附丸。

（2）月经先期

月经不调，先期而来，为血热，宜四物汤加黄芩、黄连，或凉血调经丸。经行先期，腰腹发热，为血热，宜凉血丸。经水不调，临行时先腹痛，为气滞血实，宜四物汤加延胡索、炒枳壳、蓬术、木香、桃仁。

（3）月行诸病

经行时，口渴喜饮，心下痞满，喜呕，不进饮食，为脾病，宜山栀汤。妇人年龄二十余岁，月来不匀，来时先呵欠，腹隐痛，血色紫，食少无力，宜黄连白术汤。经来紫黑色，一月二次，或三次，不思饮食，口干而苦，发热，为血热妄行，宜四君子汤加生地、当归、陈皮、麦冬、白芍、木通、甘草。经来或不来，腹痛，喜食热物，气痛，宜半夏木通汤。经来时，心神不宁，四肢微热，虚劳，曾受惊，宜菖蒲饮。临经时，或食生冷酸涩，至膀胱小腹疼，腹饱闷者，血滞，宜破结丸。

（4）月经后期

经水后期而行，为血虚有寒，宜四物汤加黄芪、陈皮，或香附芎归汤。过期太甚，胶艾丸。经水过期色淡，为痰，宜二陈汤加川芎、当归。有痰占住血海之地，因而不来，目必渐昏，肥人多有，是痰碍经而不行，宜星芎丸。

（5）经期延长

经来十数日不止，为血热，宜止血药中加山栀、柴胡。经水来而不止，气虚不能摄血，宜补气固经丸。经水过多不止，平日肥壮，不发热，体虚寒，宜姜棕散。经水过多不止，平日瘦弱，常发热，为火旺，宜龟板丸。经来不止及血崩，为血溢，宜必效散（棕皮烧、木贼炭去节各二两，麝香一钱）。妇人四十九岁，月经当止，今每月却行过多，及五旬外，月事比少时更多，为血热或血不归经，宜芩心丸、琥珀丸。

（6）闭经

妇人室女经闭，疼痛，或成血瘕，为瘀积，宜通经丸。经闭，或但不调，血块气瘕腹痛，气血滞，宜调经汤（当归、延胡索、白术各二钱，香附、白芍、生地各一钱，川芎、陈皮、丹皮各八分，甘草六分，益母草三钱）。或烦热肢疼体痛，口干盗汗，嗜卧，经不调，寒热如疟，痰嗽骨蒸，为血虚，宜逍遥散；不愈，加味逍遥散。瘦弱人经闭，血气受伤，或生育多，宜四物汤加红花、桃仁。瘦人经闭者，或气滞，宜通经丸、调经汤。经壅，身体发虚，四肢无力，潮热骨疼，内有气块，宜苍术香附丸（苍术、三棱、神曲、姜厚朴、生地、莪术、当归、香附各二两，明矾半斤，麸炒黑）。经闭腹痛者，内结腹痛，宜归尾丸（槟榔、秦艽、当归尾、延胡索、姜炭、木香、桃仁、丹皮）。经事不来，为血闭，宜调经琥珀汤。经闭不来，或超过一个月，血不调，宜红花汤。

（7）痛经

月经行后作痛，为气血虚，宜八珍汤。妇人室女，七情伤感，心腹作疼，或连腹痛，或引背脊上下攻刺痛，血瘀作搐，或经不调，一切血气病，宜延胡索散。有血气发来似刀刮搅肠胃，心胸刺痛欲绝，血气冲心，宜红花散。有游走至腰脊俱痛，亦血气痛，宜蓬术散。有上气冲心，变作干血气，血气久而不行，宜丝瓜散。有干血痨，忧思积想所致，宜月红汤。有妇人血黄，血瘀病，宜茄子散。总治经水不调，或前或后，或多或少，及一切气食等症，则唯四制香附丸，或丹参散为主。

3. 验胎

沈金鳌认为，妇人二三月经不行，宜用验胎法，不可遽用攻伐通利之剂。如果验之无胎，方可随症辨治，或用通法。瘦弱身热，口干唇颊红色，下午尤甚，或先微寒，乃血枯经闭，阴虚发热，将成痨瘵，宜逍遥散。

（三）胎前

沈金鳌论述了怀胎的条件及治则，以养血顺气为主，认为"凡有胎者，以安为要，佐以养血顺气，血有余，则子得血而易长，故四物汤为要剂"。并论述了 39 种胎前病及逐月养胎方法。对现代胎前仍有指导作用。

1. 怀胎条件

凡怀胎，必冲任脉旺，元气充足，则饮食如常，身体壮健，色泽不衰，而无病患相侵，血气充实，可保十月满足，分娩无虞，母子坚牢。如果血气不充，冲任脉虚，则经水愆期，则受孕很难。即使受孕而胞门子户虚寒，也受胎不实，或冲任脉虚而协热，轻则胎动不安，重则即堕。如果外感六淫，内伤七情，或饮食伤脾胃，或淫欲损真元，则导致胎前疾病。

2. 治疗原则

凡有胎，以安为要，佐以养血顺气，血有余，则子得血而易长，故四物汤为要剂。气得顺，则中气舒转，饮食加飧，母气旺，子气亦旺，故须砂仁、香附以顺气。血虚者，四物加香附、砂仁；气虚者，即以四君子汤加香附、砂仁。古人治胎前，每将人参、砂仁同用，取其一补一顺，补则气旺而无堕胎之患，顺则气血通和而无难产之忧。

妇人月事，一月不通，六脉平和，吞酸恶食，微寒微热，懒于举动，即为怀胎。若六脉中见有病脉，则无胎。若有胎，恶心呕吐，不思饮食，宜养血安胎，理气健脾，宜受娠和中汤。胎不安，腰腹痛，食不甘，应安胎，宜安胎饮。胎不安，除一切外因，总由气血虚，不能荣养胎元所致，故必用参补气，当归补血。如内多邪热，气血沸腾，胎不宁养，故用黄芩清热。胎系于脾，脾虚蒂无所附，以至堕落。故用白术、炙甘草以培土。至于陈皮、香附、苏梗以理气，砂仁开胃理中，杜仲治腰痛，白芍和腹痛，内热口渴则去砂仁而加麦冬，见红则加生地、地榆。

3. 辨证论治

沈金鳌对于妊娠辨治非常详细，妊娠每个月都会用不同的方法，其总结的 39 种胎前病，可谓详尽而不烦，值得临床辨证论治借鉴。

妊娠三月，心虚烦闷，宜人参橘皮汤、人参木瓜汤。亦有体困肢懒，或眩晕嗜卧，恶心呕吐，浆粥不入，甚至恶寒发热，宜丁术汤。或体肥恶阻，痰必盛，宜二陈汤加减。体瘦恶阻，火必多，宜二陈汤加山栀、连翘。总之，恶阻一证，古人以形病，而脉不病区别。沈氏认为以嗜酸区分，为更明切。

妊娠三四月，忽然失音不语，为子喑，沈氏认为不用药，待产子可自愈，以胎气上侵肺系及喉，虽喑而不为症。

妊娠四五月，本君相二火养胎，平素有火，而胎热气逆，胎上凑心不安，胸膈胀满，为子悬，宜子悬汤（人参、苏梗、砂仁、陈皮、归身、白芍、丹参、黄芩、香附）、紫苏饮（人参、甘草各五钱，大腹皮、川芎、紫苏叶、白芍、陈皮、当归各一两）。

妊娠五六月，少阴君火以养精，六七月，乃少阳相火以养气。平素有火之人，内外之火相感，而作烦躁闷乱不安，为子烦，宜安神丸。

妊娠五六月以来，浮肿如水气者，为子肿，俗呼琉璃胎，宜防己汤（防己、赤茯苓、桑白皮、紫苏各一钱，木香五分）。若面目肿如水，气喘而短，虚也，宜白术散。亦有胎前浮肿，专由脾虚，宜芍艾汤。

妊娠五六月间，腹大异常，胸膈胀满，为胎水，此胞中蓄水。若不早治，生子手足必然软短，形体残疾，或水下即死，宜鲤鱼汤。

妊娠七八月，忽然卒倒僵仆，不省人事，顷刻即醒，为儿晕，宜葛根汤。亦有因气血两虚而卒晕，宜八珍汤。

妊娠七八月以来，胎气渐粗，两足浮肿，头目不肿，为子肿。与五六月间的浮肿不同，又名皱脚，宜健脾补气，宜平胃散。若两足肿，足趾间出黄水，乃水气肿满之故，宜天仙藤散（天仙藤即青木香藤，洗后略炒；香附、陈皮、甘草、乌药、木香等分）。

妊娠八九月，小便不通，因气弱不能举胎，胎壅膀胱，水不能出，为转胞，忌服利水之品，宜人参升麻汤。

妊娠将临月，两目失明，不见灯火，头痛眩晕，腮颌肿，不能转侧，此肝经热毒上攻，由过食炙煿、火酒、辛辣等物，为胎热，宜消风散（荆芥、甘草、羌活、川芎、人参、茯苓、僵蚕、防风、藿香叶、蝉蜕、陈皮、厚朴）、天门冬饮（天冬、知母、羌活、人参、防风、五味、茺蔚子）。

妊娠有三四月而堕，有六七月而堕，有屡孕屡堕，由于气血不充，为滑胎，宜固胎丸（人参、黄芪、茯苓、白术、杜仲、川断、山萸肉、白芍、丹参、川芎、山药、当归、生地、香附、砂仁、薄荷）。

有妊娠经血不时而来，为漏胎，当察其脉。或气虚，宜四君子汤加黄芩、阿胶，或血虚，宜四物汤加黄芩、黄连、白术、益母草。

妊娠因酒色过度，内伤胞门，或饮食积热，以至水道秘塞，小便淋沥而痛，为子淋，宜安荣散。亦有兼内热而淋，宜五苓散。

妊娠疟疾，即子疟，或热多寒少，宜清脾饮去半夏。或寒多热少，宜人参养胃汤去半夏。或元气虚弱，宜胜金丹（常山酒炒四钱，槟榔一钱）。

妊娠心痛，非心痛，胎气上升所致，亦名子悬，与四五月之子悬不同，须安胎养血，佐以顺气。而又有客热犯胃而痛，宜二陈汤去半夏加苍术、白术、黄芩。又有客寒犯胃而痛，宜火龙散（川楝子、茴香各三钱，盐炒艾叶末钱半）。

妊娠咳嗽，即子嗽，此胎气为病，产后自愈，不必服药。然或因外感风寒，宜桔梗散；或因火盛乘金，宜兜铃散、百合散。

妊娠中风，头项强直，筋挛语涩，痰涎壅甚，昏不知人，为子痫，宜羚羊角散。

妊娠不守禁忌，纵恣口腹，过食生冷瓜果，及当风取凉，以致胎冷不安，胸腹胀痛，肠中虚鸣，四肢拘急，便泄欲绝，为胎寒，宜安胎和气饮（煨诃子、白术各二钱，陈皮、炒良姜、木香、白芍、陈米、炙甘草各一钱，生姜五片）。

妊娠初时，即常患腹痛者，此由血热，为痛胎，一时不易愈，宜时服凉血药稍解之，宜栀芩汤（山栀、黄芩、当归、元参、枳壳、苏梗、广皮、白芍、杜仲）。

妊娠伤寒，沈氏认为按照六经治例，与常人相同，但专以清热安胎为主。如果汗、下，当随其五脏表里所见脉症主治，切勿犯胎气。赞同万密斋治妊娠伤寒，在表发汗，用香苏散，和解半表里，用黄龙汤；在里宜下，用三黄解毒汤。如或妊妇禀受素弱，偏患伤寒，药中必佐以四物之意。半夏犯胎，最易取用，以古方用之者多，须留心，宜羌活汤及万氏所用三方。病甚，更须护胎，宜护胎法。

妊娠痢疾，若初起腹痛，里急后重，元气尚实，需攻下，宜香连化滞汤。痢久元虚，日夜无度者，需补益，宜胃风汤（人参、茯苓、川芎、白术、当归、白芍各一钱，肉桂四分）。热下迫痛里急者，需和解，宜黄芩芍药汤。其余赤白脓血，需随症辨治。总之，胎前余症虽多，唯伤寒痢疾，最为恶候。

妊娠有泄泻不渴，小便清白，宜三白散加砂仁、厚朴、苍术、甘草。有泄泻肠垢，烦渴内热，小便赤涩，宜黄芩汤加白术、通草、茯苓。腹痛加砂仁、黄连。有泄泻喜饮，呕逆，水谷不化，为协热下利，宜黄连阿胶丸。有泄泻或青或白，水谷不化，腹痛肠鸣，为洞泄，宜五苓散，次用黄连阿胶丸。有泄泻黄水有沫，肠鸣腹痛，脉沉紧数，宜戊己丸。其余如伤脾伤胃、风冷暑湿等伤而致泄泻，随症调治。

妊娠二便不通，为脏腑积热，大肠热则大便不通，宜四物汤加枳壳、黄芩。亦或由大肠气滞，宜紫苏饮加杏仁、黄芩。小肠热则小便不通，宜冬葵子汤。大小肠俱热，则二便不通，如胃虚，宜六君子汤加紫苏、杏仁。如气血虚，宜早用八珍汤加桃仁、杏仁，晚用加味逍遥散加车前子。肝脾积热，宜龙胆泻肝汤。郁怒伤肝，宜加味归脾汤、加味道遥散。

妊娠有怔忡脉乱，惊悸不安，夜卧不宁，恍惚气触，宜大圣汤。有血少神虚而心不宁，宜益荣汤。有虚而心不定，宜定志丸。有火盛，宜安神丸。

妊娠冒暑，或烦渴闷乱而不安，宜香薷饮。烦热甚而多饮，宜香薷饮加麦冬、黄芩、天花粉、五味子、山栀。

妊娠伤食，胸满胁痛，右关紧甚，宜于消导，如伤冷物而胸膈满闷欲吐者，脉必迟，宜丁香散，如呕，加生姜。

妊娠瘛疭，肝风心火相炽，宜钩藤汤。

妊娠霍乱，邪在上胃脘，则当心痛而吐多，邪在下胃脘，则当脐痛而利多；邪在中脘，则腹中痛而吐利俱多，吐多伤气，利多伤血。邪击胎元，母命易殒。气血伤而无以养胎，子命易倾。此为急症，宜香苏散。如转筋加木瓜，胎动加白术，夏加黄芩，冬加人参、白术。

妊娠遗尿，或脬中蕴热，宜加味逍遥散。或肝肾气虚，宜六味丸。或脾肺气虚，宜补中益气汤加益智仁。或肝火血虚，宜六味丸合加味逍遥散。

妊娠尿血，乃劳伤经络，热邪乘之，侵及于血，血得热则流渗入于脬故，宜加味道遥散、六味丸、续断汤。

妊娠脏躁，即张仲景云：妇人脏躁，悲伤欲哭，象如神灵，数欠伸。推其原因，或由肺有风邪，或由寒水攻心，但欲自悲，宜甘麦大枣汤。

妊娠腹中儿哭，脐带上疙瘩，儿含口中，因登高举臂，脱出儿口，以故作有哭声。只令妊妇曲腰就地如拾物，则疙瘩仍入儿口，哭自止。或再服药，宜补遗方。其妊妇有腹内钟鸣声者，和上法相同。

妊娠胎不长，宫有风冷，故致胎痿，或脏腑衰损，气血虚弱，故不能长大。或伤动胎气，又兼冲任素亏，无血养胎，当益气养血，或兼治疾疢，宜长胎白术丸、人参丸。或脾气不足，面黄晡热而胎不长，宜八珍汤倍人参、白术、茯苓。或肝脾郁怒，胁痛呕吐，寒热往来，而胎不长，宜六君子汤加柴胡、山栀、枳壳、紫苏、桔梗。

妊娠心痛，风邪痰饮交结，伤心支络，故乍安乍作而痛，宜火龙散。亦或肝脾气滞，胸胁胀，吞散不食而痛，宜二陈汤加山楂、山栀、青皮、木香。

妊娠腹痛，须辨寒热虚实，寒者脉迟，宜理中汤。热者脉数，宜芩芍汤。虚者脉无力，乃血少不能养胎，宜四君子汤加当归、白芍。实者脉有力，宜香壳丸。便秘者脉兼实，宜香壳丸加黄芩、白芍、厚朴。又有腹中不时作痛，或小腹重坠者，为胎痛，宜地黄当归汤。

其心腹俱痛，或有冷积，或新触风寒，邪正相击而并于气，随气上下，上冲心则心痛，下攻腹则腹痛，上下混攻，则心腹俱痛。若不时差，其痛冲击胎络，必致动胎，宜当归芍药汤。有时腹但胀痛，抑犹轻已，宜桑皮汤加生姜。

至如娠将届期，腹胁胀满，心胸刺痛，宜壮气四物汤。娠已月倍，临期三日前，心腹胁肋疼痛，宜安胎四物饮。

妊娠小腹痛，由胞络虚，风寒相搏之故，宜紫苏饮。虽或致病多端，而均以川芎为末酒调服。或川芎、当归等分煎服。不然痛甚，亦能动胎。

妊娠腰痛，以胞胎系于腰，故腰疼酸急，腹欲脱肾，必将产。不然，或因劳伤损动其经，宜《小品》苎根汤（生地、苎根各二两，当归、芍药、阿胶、甘草各一两）。或因冷气袭腹，痛引于腰背，宜五加皮散。或因挫闪气滞，宜通气散（补骨脂不拘多少，瓦上炒为末，空心先嚼胡桃肉一个，酒调下）。或因肾元虚损，宜青娥丸（补骨脂杜仲各四两胡桃肉三十个，研泥）。或因怒动肝火，宜小柴胡汤加白术、枳壳、山栀。或因肝脾气郁，宜归脾汤加柴胡、枳壳。或膀胱风邪乘袭，宜《拔萃》羌活汤。或因血热血滞，宜四物汤加乳香、没药、木香、黄柏、火麻仁。虽由来不同，若其痛不止，多动胎气，总以固胎为主，通用《千金》保孕方。

妊娠胎动不安，冲任经虚，受胎不实，宜常服安胎散。如素有内热，以致内火旺盛，故不安，宜安胎丸。如多劳乏，气血虚不能荣养，宜四物汤加通气药。如饮酒房劳过度，或损动，宜安胎散。如误触击，或因跌仆，腰腹疼痛，胎上抢心，去血腹痛，宜阿胶芪艾丸。如从高坠堕，或为重物所压，触动胎气，腹痛下血，胃虚呕逆，皆能伤胎，宜佛手散、从高坠下方。如忽有喜怒，气宇不舒，伤于心肝，触动血脉，故不安，宜钩藤汤。如平日膏粱奉养太过，气不运动，或身肥累坠，宜瘦胎散。妊娠误服毒药毒物，宜黑豆汤，或白扁豆子去皮，研末米饮下。如因母病，熏灼其胎，宜十圣散。如遇内外热病，火热侵胎，宜伏龙散、护胎方。如舌青黑，腹冷指甲青，胀闷甚，口中糜臭，此胎死腹中，宜平胃散加朴硝，酒下，或鹿角胶酒化服，使胎化为水。

4. 预防调护

（1）保生易产

沈金鳌重视保生易产，认为以生不可催，只可调和气血；八九月后，便当服保产达生散；或至九月，服便产方一剂，临产再服一剂，自无产难之忧。并记载了世传妊娠逐月养胎方（附后），认为"尤为大妙，诚属百用百效，凡服此者，从未见有产厄，真宝方"。

（2）受胎保护

引用《保产要录》的4条保护法。沈金鳌认为，胎产书如《达生录》、《达生编》之类甚多，然明白周详、细心切要，语语可遵而行之者，唯有《保产要录》一书最妙。沈氏在《妇科玉尺》胎前、小产、临产、产后各门，分录其语。

附：逐月养胎方

一月之时，血行痞涩，不为力事，寝必安静，无令恐畏，是月阴阳新合，为胎寒多，为痛热多，卒惊，举重腰痛，腹痛胞急，卒有所下，当预安之，宜服乌雌鸡汤。乌雌鸡一只，治如食法，茯苓、阿胶各二两，吴黄一升，麦冬五合，人参、白芍、白术各三两，甘草、生姜各一两，水二斗二升，煮鸡取汁六升，煎药取三升，入酒三升，并阿胶烊尽。取三升，每服一升，日三服。

妊娠二月，名始膏，毋食辛臊，居必静处，男子勿劳，百节皆痛，是为胎始。是月足少阳脉养胎，不可针灸其经。少阳属胆主精，二月之时，儿精成于胞里，当慎护，勿惊动也。是月始阴阳踞经，有寒多坏不成，有热即痿悴，中风寒有所动摇，心满，脐下悬急，腰背强痛，卒有所下，乍寒乍热，宜艾叶汤。艾叶、丹参、当归、麻黄各二两，生姜六两，人参、阿胶各三两，甘草四钱，大枣十二枚，水一斗，酒三升，煎三升，化胶，分三服。

妊娠三月，名始胞，此时未有定象，见物面化，欲生男者操弓矢，欲生女者弄珠玑，欲子美好数视璧玉，欲子贤良端坐清虚，是谓外象而内感者也。是月手心主脉养胎，不可针灸其经。属心，母悲哀思虑惊动。是月为定形，有寒，大便青，有热，小便难，不赤即黄，卒惊恐、忧愁、嗔怒、喜仆，动干经脉，腹满，绕脐痛，或腰背痛，卒有所下，宜雄鸡汤。

雄鸡一只，治法如食法。白芍四两，黄芩、白术、生姜各一两，麦冬五合，大枣十二枚，甘草、茯苓、人参、阿胶各二两，水一斗三升，煮鸡取汁减半，入药煎半，入酒三升，并胶，煎取三升，分三服，一日尽。一方无生姜、黄芩，有川芎、当归各二两。

妊娠四月，始受水精以成血脉，食宜稻宜鱼，是谓盛血气以通耳目，而行经络。是月手少阳脉养胎，不可针灸其经。内输三焦，此时儿六腑顺成，当静形体，和心志，饮食。是月有寒，心下温温欲呕，胸膈满，不欲食，有热，小便难，数数如淋状，脐下苦急，卒风寒，项颈强痛，寒热，或惊动，身躯腰背腹痛，往来有时，胎上迫胸，心烦不得安，卒有所下，宜菊花汤。菊花五钱，麦冬一升，大枣十二枚，人参两半，当归、甘草各二两，麻黄、阿胶各三两，半夏四两，生姜五两，水八升，煮入胶，并酒三升，煎三升，分二服。当汗以粉扑之，护风寒四五日。

妊娠五月，始受火精以成其气，卧必晏起，沐浴浣衣，深其居处，厚其衣服，食稻粱，羹牛羊，和茱萸，调五味，是谓养气以定五脏。是月足太阴脉养胎，不可针灸其经。属脾，此时儿四肢皆成。毋太饥饱，毋食干燥炙热，毋太劳倦。是月有热，苦头眩心乱呕吐，有寒，苦腹满痛，小便数，卒有恐怖，四肢疼，寒热，胎动无常处，腹痛，闷顿欲仆，卒有所下，宜阿胶汤。阿胶四两，人参一两，生姜六两，当归、白芍、甘草、黄芩各二两，旋覆花二合，吴茱萸七合，麦冬二升，水九升，煎半入胶，并酒三升，煎三升半，分四服，日三夜一，先食服。

妊娠六月，始受金精以成其筋，身欲小劳毋逸，出游于野，食鸟兽肉，是谓变腠理纫筋以养其力，以坚背膂，是月足阳明脉养胎，不可针灸其经。属胃，主口目，此时儿口目皆成。调五味，食甘美，毋太饱，是月卒有所动不安，寒热往来，腹胀满，体肿，惊悸，卒有所下，腹痛如欲坠，手足烦疼，宜麦冬汤。麦冬二升，人参、甘草、黄芩各二两，生地三两，阿胶四两，生姜六两，枣十五枚，水七升，煎半入胶，并酒二升，煎三升，分三服，中间进粥。

妊娠七月，始受木精以成其骨，劳身摇肢，毋使安逸，动作屈伸，以运血气，居燥处，饮食避寒，食稻粱，以密腠理，是谓养骨而坚齿。是月手太阴脉养胎，不可针灸其经。属肺，主皮毛，此时儿皮毛已成。无多言哭，毋洗浴，毋薄衣，毋饮冷。是月忽惊恐摇动，腹痛，卒有所下，手足厥冷，脉若微寒，烦热，腹满短气，常苦颈项及腰背强，宜葱白汤。葱白长三四寸，十四茎，半夏、麦冬各一升，旋覆花二合，黄芩一两，人参两半，甘草、蜜黄芪、当归各三两，阿胶四两，生姜八两，水七升，煎半入胶，并酒三升，煎四升，分四服，日三夜一，取汗。若无汗，加麻黄一两，再服。秋后勿强汗。

妊娠八月，始受土精以成肤革，和心静息，无使气极，是谓密腠理而光泽颜色。是月手阳明脉养胎，不可针灸其经。属大肠主九窍，此时儿九窍皆成。毋食燥物，毋大怒。是月中风寒，有所犯触，身体尽痛，乍寒乍热，胎动不安，常苦头眩痛，绕脐下寒，时时小便白如米泔，或青或黄，或寒栗，腰背苦冷而痛，目晾晾无见，宜芍药汤。白芍四两，生姜六两，厚朴二两，甘草、当归、土白术、人参各三两，葱白切，一升水五升，酒四升，煎三升，分三服，日二夜一。

妊娠九月，始受石精以成皮毛，六腑百节，莫不毕备，饮醴食甘缓带，是谓养毛发致才力。是月足少阴脉养胎，不可针灸其经。属肾，主续缕，此时儿脉络续缕皆。毋处湿冷，无着灸衣。是月若卒得下痢，腹满悬急，胎上冲心，腰背痛，不可转侧，短气，宜半夏汤。半夏三两，大枣二十枚，麦冬、吴茱萸、当归、阿胶各二两，干姜一两，水九升，煎三升，入蜜八合，分四服，痢即止。

妊娠十月，五脏俱备，六腑齐通，纳天地气于丹田，故使关节人神皆备，只俟时而生。是月足太阳脉养胎，不可针灸其经。属膀胱，宜服滑胎药。自一月到十月，唯手少阴手太阳无所专主，以君主之官无为也。

（四）小产

沈金鳌论述小产的原因，为"元气虚损和内火"，倡导"补血生肌养脏，生新去瘀"的治法，并论述了保胎的方法，对于意外怀孕及习惯性流产，都介绍了预防方法。

1. 病因病机

沈金鳌论述小产的原因，为元气虚损和内火，属虚属热。小产元气虚损，不能荣养胎而自堕，比喻为枝枯则果落，藤萎则花坠。劳怒伤倩，内火发动，亦能堕胎，喻为风撼其木，人折其枝。火能消物，造化自然，有人以为风冷伤其子脏，是没有了解到病之本。小产的属性属虚属热，当视其轻重而治。

2. 治疗方法

沈金鳌指出，小产后须十倍调治，以补血生肌养脏，生新祛瘀法为主。

3. 小产急救

对于意外怀孕，沈金鳌指出，"有一种恣情妄为，偷生不正，或多男女，厌于养育，往往草药毒之，每至败血不下，冲心闷乱，喘汗交作而死，急须以解毒行血药救之，宜白扁豆散"。

对于习惯性流产，沈金鳌强调受孕至三五七阳月，胎必堕者，在没到应堕之期，先清其热，宜芩术汤、安胎丸。若气不足，预行补助，宜八珍汤。其引用《明医杂著》论述了预防小产的方法，指出凡小产多在三五七月，若前次三个月堕，则下胎必如期复堕，故须于前次小产后，多服养气血固胎元之药，以补其虚。下次有胎，必于两个月半后，即服清热安胎药数帖，以防三月之堕，至四个半月，再服数帖，防过五月，至六个半月，再服数帖，以防七月之堕，至九个月，服达生散数帖，则可保胎。宜《备急千金要方》保胎丸、《金匮要略》当归散、芎归补中汤、五味安胎丸、安荣汤（熟地、白芍、川芎、桑寄生、当归、阿胶、香附、白术、砂仁、黄芩各一钱，糯米百粒）、和痛汤（四物各钱半，加延胡索一钱，泽兰、香附、青皮各八分，桃仁、红花各五分，加酒、童便）。

（五）产后

沈金鳌论述产后治法，以大补血为主。认为产后真元大损，气血空虚，故产后多虚证，也有虚实间杂，不可不辨。详细论述了产后 35 种疾病的辨治，又对产后乳病做了详细阐述。

1. 病因病机

产后失血，致产后真元大损，气血空虚，是产后疾病的根本原因，且有外因和内因的相互作用。产后病病情复杂，但治法以大补气血为主。

2. 治疗原则

产后疾病，以大补血为主。俗云：胎前一团火，产后一盆冰。胎前每多邪热，使气血沸腾，故如火。产后真元大损，气血空虚，似如冰。所以产后疾病，先以大补气血为主。或祛邪，必兼补益。

3. 辨证施治

产后病以气血病证为主，其间又当细分气虚、血虚，血闷、血脱证候，治法或补或泄，气虚当补气，血虚当补血。血闷，婴儿下盆之后，血上冲心，以致牙关紧闭，面色赤，脉洪数，应问产时去血多少，可用行瘀药疏导。血脱，因儿下之时去血过多，面色白，唇舌色淡，短气不足以息，脉来或沉或浮，宜用人参，即血脱补气之法。有血虽脱而瘀血未尽，其腹内痛，必攻补兼施，血脱但骨节痛，以此为辨别方法。产后气血大亏，多虚证，也有虚实相兼，或实证，需辨明。

4. 治疗方法

（1）蓐劳辨治

产后病蓐劳最重而难治，蓐劳病因有内伤和外感：因产程不顺，调养失宜，或忧劳思虑，伤其脏腑，荣卫不宣，令人寒热如疟，头痛自汗，痰咳气逆，虚羸喘乏，体倦肢怠，此为内伤，宜补虚汤。不满日月，气血虚耗，风冷相乘，与气血相搏，不能温养肌肤，令人发热憔悴，饮食不消，肢体烦痛。若风冷之邪，感入于肺，肺受微寒，咳嗽口干，头昏体痛，荣卫受于风邪，流注脏腑，发眩盗汗，寒热如疟，背膊烦痛，肢体沉重，此为外感，宜白茯苓散、加味佛手散、人参鳖甲散。外感也可兼内伤饮食泄泻，或瘀血未尽等，需详辨。

（2）产后三大病辨治

产后三大病，一病痉，二病郁冒，三病大便难，沈氏提出了三大病相互之间的关系。如新产胃虚，食欲不振，往往昏冒而神不清，或厥，是郁冒，宜白薇汤。郁冒则多汗，必致痉，宜钩藤汤。且多汗，必液少而大便秘，至五七日，七八日之久，宜养荣血，润肠道，宜苏麻粥。

（3）产后诸病辨治

产后血晕，为险证，宜立应四物汤。于产儿下地时，用荆芥炭五分，童便调服，可预防血晕。失血过多而晕，宜芎归汤加人参。或为血闭血迷而晕，宜血竭破棺丹（血竭、乳香、箭头巴豆）。

产后中风，口噤，牙关紧闭，手足瘛疭，以气血大损，经络空虚，劳碌太早，风邪以虚而入，宜举轻古拜散（荆芥穗一味，为末）、小续命汤。故忽然口眼㖞斜，痰涎潮壅，或角弓反张，宜大豆子汤。

产后伤寒，因气血大虚，虽有寒邪，不可大发散，宜芎归汤加人参、紫苏、葛根微汗，即或大热不止，宜芎归汤加黄连、知母，亦不可妄投峻剂，以耗元气。

产后发寒热，多因血虚，应养血。外感为多，不可大发散，宜和解。或阴分不足，憎寒壮热，日轻夜重，宜四物汤加炭姜；微热加茯苓。或血虚发热，而自汗心烦短气，宜人参当归散（人参、当归、熟地、麦冬、白芍、肉桂、生姜、竹叶）。或因乳蒸而发热，宜四物汤加黄芪、天花粉。或因收束骨节而发热，只多服益母草汤。

产后儿枕腹痛，宜延胡索散。或身体壮热，小腹有块而痛，名儿枕，宜归尾泽兰汤、杏苏散。或不发热，但腹痛，或有块，时起时没，也名儿枕，宜延胡索散、归尾泽兰汤。

产后心腹痛，则以败血凝聚，气上冲心，宜大岩蜜汤。七情相干，血与气并而心疼，宜延胡索汤。败血攻刺心腹而疼，宜当归失笑散。寒气相侵而腹疼，宜理中汤。吐加生姜，小便不利加茯苓，肾气动去白术。

产后遍身疼痛，因气血走动，升降失常，留滞关节间，筋脉引急，或手足拘挛，不能屈伸，故遍身肢节走痛，宜趁痛散（当归、白术、牛膝、黄芪、生姜、肉桂、薤白、独活、桑寄生）。若瘀血不尽，流于遍身，则肢节作痛，宜如神汤（当归、延胡索、桂心等分）。

产后头痛，由血虚所致，其症朝轻暮重，时作时止，虽亦太阳巅顶痛，唯眉棱骨不痛，不能当外感治。若风寒头痛，则无时间止，并眉棱骨痛耳。虽属风寒，宜以四物汤加减，或手足搐搦，咬牙，头痛而昏冒，宜先用四物汤加减，后用秦艽汤。有头疼作呕不食，为血虚火炎，宜麦冬橘红汤。如呕止而头痛，加天冬。

产后腹痛呕吐，由恶露下少，败血乘虚散入于脾，为胀满，胃受之则呕吐，宜抵圣汤。或腹胀呕逆，为胃不和，宜桔梗半夏汤。或干呕不止，不思食，为胃弱不和，宜和胃汤（丁香、半夏、枳实、白蔻仁、麦芽、川芎、当归、白芍、地黄、生姜、大枣）。

产后腿痛，不能立久，不进饮食，此脾阴不足，脾主四肢，故病下体，宜石斛牛膝汤。甚则连腰脐腿胯俱痛，如兼肾气之不足，宜补骨四物汤。

产后疾病由内因引起，如产后不语，因败血上干于心，心气闭塞，舌为心苗，故舌强不语，宜逐血补心汤。或痰气壅滞，目闭不言，宜白矾汤。或恶血攻心，欲死而不语，宜郁金三钱，烧存性，醋调服。

产后浮肿，因败血蓄于五脏，循经流入四肢而化为水，乘虚浮肿，宜调经汤。有气血大虚，肢体浮，不可利水，宜八珍汤。有浮肿而有水气当利，宜宣气汤。

产后怔忡惊悸，心血虚耗，必睡不宁，宜养心汤、益荣汤。心气虚耗，宜茯苓汤。

产后乍见鬼神，血虚之极，败血攻冲，邪淫于心，胡言乱语。如见鬼祟，非风邪，宜调经散、妙香散。

产后气喘急，下血过多，荣血暴竭，气无所主，独发于肺，发喘，沈氏认为此为孤阳绝阴，难治。若败血停滞，上朝于肺，而作喘，宜夺命丹、固血汤。气滞作喘，宜苏木汤（苏木、人参、麦冬）。若自汗不止，饮汤即汗，为气虚作喘，宜苏木汤加当归、生地、黄芪，如疗效不显，宜补心。心主血，汗为心液，故血耗而病汗，宜白芍、酸枣仁、五味子等。痰饮盛，亦作喘，宜润肺汤。

产后惊悸，闻声欲死，非他人用力抱时，则虚烦欲死，由心、肝、脾三经虚，宜石斛散（人参、酸枣仁、茯神、远志、白芍、石斛、麦冬、炙甘草、五味子）。

产后五六朝，狂乱胡言，持刀欲杀人，乃阴血暴崩，肝火虚炎，宜泽兰汤。

产后阴虚血弱，烦闷，宜知母汤（酒知母二钱，酒黄芩一钱，赤芍一钱二分，桂心八分）。因虚耗而血热心烦口渴，宜凉血饮、生脉散。

产后失血，因去血过多，兼腹疼身热自汗，宜当归黄芪汤。或兼眩晕，宜芎归汤。兼虚热，宜芎归汤加人参、姜炭。兼腹痛，宜加肉桂。兼寒热往来，盗汗脉浮，宜和解四物汤。兼阴虚内热，而自汗心烦气短，宜当归建中汤。

产后诸淋，宜茅根汤。败血不止，淋漓不断，宜乌金散。淋久不止，四肢沉困无力，宜牡蛎散。小便闭而淋沥，小腹膨胀，宜祐元汤（甘草、滑石、瞿麦、车前子、木通、川芎、当归、白芍、生地）。

产后口鼻黑而衄，由于产时气消血败，荣卫不理，散乱入于各经，不得还元，口鼻黑气而变衄血，此为产后虚热，胃绝肺败，皆死证，宜犀角地黄汤。若产后见鼻衄，则由血溢妄行，宜必效四物汤（四物汤加蒲黄）。

产后虚渴，必口干少气，足弱，头昏目晕，宜熟地黄汤。

产后消渴，饮水不止，由于液枯火燥已极，宜止渴四物汤。

产后小便不利，宜木通散。大便闭结，宜通润四物汤。两者皆由火盛。

产后小便尿血，宜牛膝一味浓煎。大便下血，宜黄连四物汤。两者皆血虚产热。

产后恶露不下，有结聚成块，心胸烦闷，脐下坚痛，宜当归血竭丸。有恶露不下，兼受冷热劳碌，腰脊骨烦疼，宜丹参散。有恶露不下，寒热交攻，心慌昏沉，腹中痛，宜通瘀饮。有恶露方下，忽然断绝，骤作寒热，脐腹百脉皆痛如锥刺，由冷热不调，或思虑动作气所壅遏，血蓄经络，宜没药丸。产后恶露不止，小便急痛，宜磨块四物汤。或血下过多，渐至瘦弱，宜八珍汤去甘草，加厚朴、黄柏、阿胶、丹皮。或下如豆汁，紫黑过多，宜加味四物汤。或至月余，犹淋漓不止，已为陷下，宜加味四物汤。或下不止，至于数月及半载之久，宜千金方。或恶血不绝，崩血不可禁，腹中绞痛，气息急，宜牛角鳃丸。或恶露淋漓不断，心闷短气，四肢乏弱，头目昏重，五心烦热，面黄体瘦，宜牡蛎散（牡蛎、龙骨各二钱，川芎、生地、茯苓、当归、人参、艾叶、地榆各一钱，炙甘草五分）。

产后疾病由外因引起者。如产后下痢腹痛，里急后重，宜香连散加消导药。或痢久不止，宜四君子汤加收敛药。

产后疟疾，治与胎前略同，却宜以虚为主，其或寒热往来，或热多于寒皆是，宜草果饮。

产后泄泻，有夹寒腹痛，肠鸣，小水清白，口不渴，宜君苓汤加肉果、肉桂、白芍。有热泄肠垢，口渴，痛一阵下一阵，宜君苓汤加黄连、木通、六一散。有湿胜水泄，宜胃苓汤。

产后霍乱，或渴而饮水，宜五苓散。或寒多不渴，宜人参理中汤。或吐利厥冷，宜附子理中汤。或腹痛甚而手足寒，宜高良姜散。或转筋，宜木瓜散。不止，辣蓼煎汤洗。

产后偏正头风，有头疼目眩，宜愈风四物汤。有风壅目眩，遍身疼痛，宜泻肝四物汤。

产后四肢麻痹，皮肤瘙痒不仁，皆血虚风袭，宜逐邪四物汤。

产后大惊恐而发寒热，呕吐痰盛. 呕即汗出，宜八珍汤加黄芪，小腹痛加桂枝。

产后闪伤，腹痛，血崩，宜兼去瘀，宜五灵脂汤，或代赭石汤。产时稳婆误损其尿胞，每致日夜淋漓，宜参术膏。

又有兼内外因。如产后风痿，经云：诸风痿弱，筋挛无力，血不足以养筋，宜血风汤。有血弱气虚多汗，风搏而成痉，其症口噤，脊强反张，若汗出不止者死，宜大圣汤加川芎。

产后咳嗽，有因恶露上攻，肺经受邪，宜二母散。有感风咳嗽，由外邪，恶风寒发热，宜参苏饮。有产后血风感寒暑湿气，咳嗽喘满壅甚，宜旋覆散。

产后脚气，热闷气上冲，若因平日感六淫之气，今又因产后血气不足，遂袭于足经，因乘虚而发，宜独活寄生汤。

（4）产后乳病辨治

产后乳病，皆由气血虚弱，经络不调所致。产后乳胀疼痛，由年少之人，初经产乳，内有风热，须服清利药则乳行。若多产而无乳，亡津液，须服滋阴药。若虽有乳，却苦其少，须服通经药，并引以羹臛，使冲脉与胃经通。

产后血气盛实，而乳汁不通，宜通草散。妇人肥盛，气脉壅滞而乳不通，又经络凝滞，乳内胀痛，欲作痈肿，宜漏芦散、秘传涌泉散。乳汁不通，或乳房结硬疼痛，宜皂角散。气血虚而乳不通，宜加味四物汤。乳脉不行，身体壮热疼痛，头目昏痛，大便涩滞，宜玉露散。其或气脉不足，经血衰弱，而乳汁涩少，宜通乳汤。

如果乳汁自出，是胃气虚所致，宜止以补药。若乳多溢满急痛，温帛熨，以漏芦散也可。沈氏认为有未产前而乳汁自出，为乳泣，生子多不育，无药可服，此观点有一定的局限性。

（六）带下

带下病的病因病机，有脾虚、湿热、寒湿等，属痰属热者较多。从病机言，总以脾气虚损，不能上升，而反下陷所致。治则为"总要健脾燥湿，升提胃气，佐以补涩"，并详细地论述了带下的辨证施治。

1. 病因病机

带下病的病因病机，一为气虚，脾精不能上升而下陷；二为胃中湿热及痰流注于带脉，溢于膀胱，故下浊液；三为伤于五脏，故下五色之带；四为风寒入于胞门，或中经脉，流传脏腑而下。

脾气不虚，升降有常，清浊攸分，便无湿。相反，升降失序，清浊不分，湿邪便由之而生。湿郁而化热，或热入于湿中，即为湿热，湿不热化，即为寒湿。认为脾虚、湿热、寒湿三者，是造成带下病变的主要因素。至于说"伤于五脏，故下五色之带"，应从两方面来体会，首先是脾气虚损，可因他脏而引起，水寒太过可以影响脾，肝木太盛，心火蔓延，肺金燥热，无一不可以影响脾而亏损。其次是成带以后，也可以影响其他脏府，而见各脏腑的兼证，即所谓五脏之带。

2. 治疗原则

沈金鳌认为妇人多郁，郁则伤肝，肝伤则脾受克，湿土下陷，脾精不守，不能输为营血，而白物下流，宜开郁补脾。治则主要为健脾燥湿，升提胃气，佐以补涩，如茯苓、白术、柴胡、川芎之类。带下为血少复亡其阳，故白滑之物下流。亦有湿痰流注下焦，或肝肾阴淫之湿，或缘惊恐而木乘土位，浊液下流；或色欲太甚，肾经虚损；或产多之妇，伤血伤液，都和带下有关，宜概用莲须、杜仲、续断之辈。属痰与热者居多，以湿热下注而化痰，宜投止涩升提之品。寒者十无一二，宜投鹿角胶温涩之品。

3.辨证论治

（1）带下颜色辨治

赤带、白带、赤白带。赤者属血属热，热入小肠而成。若实热郁结，则为赤白兼下。白者属气属寒，寒入大肠而成。若色如浓泔臭秽者，湿热甚，宜苍术、白术、黄芩、黄柏、半夏、车前子，佐以升提。若带下如鸡子白状，脾肾虚，腰腿酸疼，面目浮肿，必脾肾双补，宜归脾丸、八味丸。若赤带久不止，必血虚，宜胶艾四物汤加麦冬、杏仁、牡蛎。脉息沉微，赤白带下，腹中痛，阴中亦痛，经来愆期，子宫虚冷，不能成孕，寒甚，宜《元戎》六合汤（四物汤各一钱，加肉桂、附子各五分）。内热脉数，赤白带下不止，由于热，宜枸杞子、生地。

（2）虚寒、实热辨治

属于虚寒者，有气虚、血虚、气血两虚、脾虚、肾虚、心脾两虚种种不同；属于实热，有湿盛、热盛、湿热两盛、寒湿俱盛、痰湿阻滞等各种证候。更有虚中夹实、寒热互呈等证。

在治疗方面，如气虚证治以补中益气汤，血虚证治以血虚带下方；气血两虚证，治以卫生汤、八珍汤、十全大补汤；脾虚证，治以六君子汤；肾虚证，治以内金鹿茸丸、白薇丸；若阴虚火盛，则以滋阴清火为要，宜六味丸加五味子、枸杞子、黄柏、车前子、菟丝子。心脾两虚证，治以归脾汤，湿盛证，治以升麻燥湿汤；热甚证，治以二黄三白汤、赤淋丸；湿热证，治以宣明导水丸；寒湿俱盛证，治以大圣万安散；痰湿证，治以解带散。虚中有实，寒热互见之证，治以桂附汤、延胡苦楝汤等。

（3）兼夹辨治

如白带腥臭，多悲不乐，阳气虚衰，大寒，宜桂附汤。白带久不止，脐腹冷痛，阴中亦痛，经水不止，或因崩后，脉弱无力而酸疼，由于虚，宜东垣固真丸［白石脂（煅）、柴胡各一钱，酒煮龙骨（飞），二钱，酒洗当归三钱，干姜（炮）四钱，酒黄柏、白芍各五分］。产后去血多，经水不调，白带如倾，淋沥臭秽，由虚，宜卫生汤［白芍、当归、黄芪各三钱，甘草一钱］。内火盛，阴虚烦热而赤白带下，或七情所伤，脉数而带下，由于热，宜二黄三白丸［酒扁柏、川连、黄柏各五钱，醋香附、白石脂、白术、白芍各一两，椿白皮二两］、白芷散［白芷一两，海螵蛸三钱，胎发（煅）一钱］，或益母草末酒服。肥人白带，阴户痛，身黄，皮缓体重，阴中如水湿，宜升麻燥湿汤。湿而夹热，大便或泄或闭，小便塞。脉涩而气盛，湿热，宜十枣汤。下身畏冷，带下如鸡子白，脾肾虚急，宜补骨脂丸加肉桂。漏血久冷，赤白带下，月水不调，面黄肢弱，经水或多或少，如栀子汁，如屋漏水，血虚而寒，宜血虚带下方。白带淫水不绝，精神虚损，宜八珍汤加升麻、天南星、半夏、陈皮、香附。血气不调，湿热白带，四肢倦怠，五心烦热，痰郁嘈杂也，宜解带散。脉数而白带不止，七情所伤，宜侧柏樗皮丸［黄柏、五味子、杜仲各四钱，山萸肉五钱，补骨脂、牡蛎（煅）各三钱，醋香附八钱，砂仁、川椒、川芎、茯苓、车前子各二钱，醋炒艾叶一钱，醋化阿胶五钱，白芍六钱］。女人癥瘕疝癖，腹胀胸满，赤白带下，久患血气虚弱，萎黄无力，乃由寒湿也，宜大圣万安散（白术、木香、胡椒各二钱半，陈皮、黄芪、桑皮、木通各五钱，白牵牛炒，取头末，二两）。赤白带下不止，燥热烦渴，由湿热郁于下焦之分，宜宣明导水丸。劳役过度，饮食不节，损伤脾胃，以致伤气下陷，白带久不止，宜补中益气汤。时时带下，由胃虚有痰，饮食减少，中气不和，宜六君子汤。健忘怔忡，惊悸不寐。怠惰体困，不思饮食，时常白带不止，由思虑过伤心脾，宜归脾汤。脐下冷，撮痛，阴冷大寒，而白带时下，宜延胡苦楝汤（延胡索、苦楝子各二分，黄柏一分，附子、肉桂各三分，炙甘草五分，熟地一钱）。劳伤血脉，胞络受寒，小便白浊，日夜无度，脐腹疼痛，腰膝无力，宜内金鹿茸丸（鹿茸、黄芪、五味子、鸡内金、肉苁蓉、远志、牡蛎、桑螵蛸、龙骨、附子等分）。癞疝，白带下注，脚气，腰以下冷，尿数，与白带长流而不禁固，肌瘦身重，面白，目无见，行步敧侧，腿膝枯细，大便闭，心下痞闷，懊憹，饮食不下，背寒，此上中下三阳真气俱竭。故哕呕不止，为胃寒已极。脉沉紧而涩，按之空虚，为阴寒已竭，宜酒煮当归丸。

（4）年龄辨治

老年白带白淫不止，日久淋漓，皆气多血少，虚寒力衰，宜老年白带方（黄柏、五味子、杜仲各四钱，山萸肉五钱，补骨脂、牡蛎煅各三钱，醋香附八钱，砂仁、川椒、川芎、茯苓、车前子各二钱，醋炒艾叶一钱，醋化阿胶五钱，白芍六钱），十全大补汤加益智仁。室女带下纯白，冲任虚寒，宜白蔹丸（鹿茸二两，白蔹、狗脊制去毛，各一两）。寡妇师尼室女，郁火盛炽，阴户或痒或痛，而成赤淋，乃血热，宜泻膀胱之火，宜赤淋丸。其或白淋，则气虚，宜乌金丸、乌艾丸。妇人又多忧思恚怒，伤损心脾，肺脏之火时发，血走不归经，而患赤白带下，白是脾虚，盖肝气郁则脾受伤，脾伤则湿胜，宜开提肝气，助补脾元，宜补中益气汤加茯苓、酸枣仁、山药、苍术、黄柏、麦冬，或六味丸加杜仲、牡蛎、牛膝、海螵蛸。

（七）崩漏

沈金鳌较为全面地概括崩漏的病因为"火热、虚寒、劳伤、气陷、血瘀、虚弱"。指出治崩要法为塞流、澄源、复旧三法。初用止血以塞其流，中用清热凉血以澄其源，末用补血以还其旧。对六种病因引起的崩漏做了详细论述。

1. 病因病机

女子自天癸通后，气血调和，则经水如期，不先不后，无崩漏疾患。若劳动过极，以致脏腑亏伤，冲任二脉亦虚，不能约束其经血，使之如期而下。积久，忽然暴下，若山之崩，如器之漏，故曰崩漏。并认为由火热、虚寒、劳伤、气陷、血瘀、虚弱引起。

2. 治疗原则

治崩要法为塞流、澄源、复旧三法。治崩初用止血以塞其流，中用清热凉血以澄其源，末用补血以还其旧。并说明止塞流而不澄源，则滔天之热不可遏。若止澄源而不复旧，则孤子之阳无以立。

3. 辨证施治

（1）火热

脾胃伤损，下陷于肾，与相火相合，湿热下迫，血色紫黑，臭如烂肉，中夹白带。寒作于中，脉必弦细；中夹赤带，则全由热作，脉必洪数。其症兼腰脐下痛，两胁急缩，心烦闷，心下急，不眠，欲崩，先发寒热，平时临行经，亦发寒热，必大补脾胃而升降气血，宜补中益气汤与凉血地黄汤相合加减用。

心气不足，心火大炽，旺于血脉之中，又脾胃失调，而心火乘之，肌肉颜色如常，此为心病。经水不时下，亦暴下不止，治必大补气血脾胃，少加镇坠心火，以治其心，补阴泻阳，而崩自止矣，宜六味丸加黄连、麦冬。或肝经有热，血得热而下行，宜四物汤加柴胡、山栀、苍术。

风热郁于肝经，血得风而妄行，宜加味逍遥散。怒动肝火，肝家血热而沸腾，宜小柴胡汤加山栀、丹皮、龙胆。

脾经郁热，血为热迫而不归经，宜归脾汤加柴胡、山栀、丹皮。悲哀太过，损伤胞络，令血下注，宜四君子汤加柴胡、丹皮、山栀。或血为热伤，脉象虚洪，所下皆紫黑色，宜河间生地黄散（生地、熟地、白芍、黄芪、天冬、枸杞、柴胡、地骨皮）。

或血室有热，崩下不止，服温药不效，宜金华散（延胡索、瞿麦穗、当归、丹皮、干姜各一两，石膏二两，威灵仙、桂心各七钱，蒲黄五钱）。天暑地热，阳来乘阴，经血沸溢，宜《简易》黄芩汤。

（2）虚寒

心气不足，又劳役饮食不节，其脉两尺弦紧而洪，按之无力，其症脐下如冰，求厚衣被以御寒，白带白滑之物虽多，间下如屋漏水，下时有鲜血，不多，右尺脉时微洪，屋漏水多，暴下者，是急弦脉为寒多，而洪脉时见乃热少，合而言之，急弦者，北方寒水多也。洪脉时出者，命门包络之火。黑物多，赤物少，合成屋漏水之状，宜丁香胶艾汤。

经候过多，其色瘀黑，甚者崩下，呼吸少气，脐腹冷极，则汗出如雨，尺脉微小，由冲任虚衰，为风冷客乘胞中，气不能固，宜鹿茸丸。

气血劳伤，冲任脉虚，如经来非时，忽然崩下，或如豆汁，或成血片，或五色相杂，或赤白相兼，脐腹冷痛，经久未止，令人黄瘦口干，饮食减少，四肢无力，虚烦惊悸，宜伏龙肝散（川芎三两，伏龙肝、赤石脂各一两，艾叶微炒、熟地各二两，麦冬两半，当归、干姜各七钱半，肉桂、甘草各五钱）。

经血适下，过服寒凉之药等物，因愈崩漏，肚腹痞闷，饮食不入，发热烦躁，脉洪大而虚，由脾经气血虚而发躁，缓治则不救，宜八珍汤加炮姜。

（3）劳伤

因劳役，令脾胃虚弱，气短气逆，自汗不止，身热闷乱，恶见饮食，肢倦便泄，漏下不止，其色鲜明，宜当归芍药汤（黄芪钱半，白术、苍术、当归身、白芍各一钱，熟地、陈皮各五分，生地、炙甘草各三分，柴胡二分）。

思虑伤脾，不能摄血，致令妄行，并健忘征忡，惊悸不寐，且心脾伤痛，怠惰少食，宜归脾汤。

忧思郁结，劳伤心经，不能为血之主，遂令妄行，宜柏子仁汤。

缘卒然大怒，有伤肝脏，而血暴下，宜养血平肝散（当归、白芍、香附各二钱，醋青皮、柴胡、川芎、生地各八分，甘草五分）。

（4）气陷

经漏不止，鲜血，项筋急，脑痛，脊骨强痛，不思饮食，宜柴胡调经汤（羌活、独活、升麻、藁本各五分，苍术一钱，柴胡七分，葛根、当归、炙甘草各三分，红花少许）。露下恶血，月水不调，或暴崩不止，多下水浆之物，皆由饮食不节，或劳伤形体，或素有心气不足，因饮食劳倦，致令心火乘脾，必怠惰嗜卧，四肢不收，困倦乏力，无气以动，气短上气，逆急上冲，其脉缓而弦急，按之洪大，得之脾土受邪。脾主滋荣周身者，心主血，血主脉，二者受邪，病皆在脉，脉者血之府。脉者，人之神。心不主令，胞络代之，故曰：心之脉主属心系。心系者，胞络命门之脉也。主月事，皆由脾胃虚而心胞乘之，故漏下，血水不调。况脾胃为血气阴阳之根蒂，当除湿去热益气，气上伸以胜其湿。又云：火郁则发之，宜调经升阳除湿汤。冲任气虚，经脉不调，崩中漏下，宜断下汤（人参、熟地、醋艾叶各一两，乌贼骨灰、酒当归各二两，阿胶、川芎各七钱，炮干姜五钱）。

（5）血瘀

或血大至，纯下瘀血成腐，势不可止，甚则头目昏晕，四肢厥冷腹痛，宜胶艾汤。或血崩不止，昏迷不省，宜五灵脂散。或瘀积血崩，所下皆成五色，宜香附子散。或瘀积久而血崩，脐腹疗痛，宜立效散（香附三两，当归一两，赤芍、良姜、五灵脂各五钱）。室女二七之期，天癸未至而后至，亦有卒然暴下，淋漓不止，有若崩漏者，其失血必多，宜加减四物汤。

（6）虚弱

崩中不止，结作血片，如鸡肝色，碎烂，宜小蓟根汤。崩血无度，虚损羸瘦，宜鹿茸散。诸虚不足，久不受孕，骨热形羸，而崩中带下，宜补宫丸。带下漏血不止，及风寒冷热，劳损冲任，崩中暴下，腰重里急，淋漓不断，宜芎劳汤（川芎、吴茱萸、黄芪、白芍、生地、炙甘草各二两，当归、干姜各一两）。

（八）杂病

沈金鳌认为，"妇女者阴之集，常与湿居者也"（《妇科玉尺·卷六·妇科杂病》）；妇女多为气血不调，胎妊产生崩伤多；妇女之病难治于男子数倍。并论述了妇女的生理特性，及痨瘵、积聚癥瘕、浮肿、阴疾、乳病等妇女杂病的治法。

1. 妇女特性

男子以精为主，妇女以血为主。精为阳，此其所以成男子；血为阴，此其所以为妇女，所以妇女者阴之集，常与湿居。男子之病多由伤精，妇女之病多由伤血，妇女思虑多于男子，故患病也多于男子。况嫉妒忧患，系恋爱憎，入之深，着之固，情不自抑，不知解脱。由阴凝之气，郁结专滞，一时不得离散。可见妇女之不同于男子，妇女之病难治于男子数倍。

2. 辨证施治

（1）痨瘵

或因先天气血不足，乍寒乍热，不思饮食，尫羸无力，宜滋阴百补丸。

吐衄，咳唾血，发热盗汗，痰嗽心惕，因虚劳而经水不调，宜滋阴地黄丸。甚或心肺俱损，血脉虚弱，皮聚毛落，亦因虚劳而致经水不调，宜滋血汤。

有先经水不调而致痨瘵，则五心烦热，寒热如疟，或烦热潮热，盗汗痰嗽，宜逍遥散、加味逍遥散。

室女思虑伤心，经闭成痨，则名干血痨，最难调治，只宜益阴血，制虚火，慎勿妄用通经破血之药。宜柏子仁丸、泽兰汤。

产后早犯房事，劳役过度，将理失宜，皆能致病，名产后痨，宜人参鳖甲散、胡氏牡丹散。又或血气既亏，为风冷所搏，则不能温于肌肤，使人虚羸憔悴，饮食不消；又或风邪两感于肺，肺受微寒，喘嗽，口干，头昏，百节痛。

风邪侵于营卫，流及脏腑，寒热如疟，盗汗，背膊烦闷，四肢沉重，名蓐劳，俗称产后痨，宜黄芪丸、白茯苓散（茯苓一两，四物汤各五钱；炙黄芪、人参、肉桂各五钱）。

（2）积聚癥瘕

积聚癥瘕，本男女皆患，而妇人患此，皆胞胎生产，月水往来，血脉精气不调，及饮食不节，脾胃亏损，邪正相侵，积于腹中之所生。推之不动为癥，推之可动为瘕。

癥有二种：一为血癥。由脏腑气虚，风冷相侵，或饮食失节，与血气相搏，适值月水往来，经络痞塞，恶血不除，结聚成块，渐至心腹，两胁痛苦，害于饮食，肌肤瘦羸，宜桃仁、五灵脂、生地、牛膝、大黄、甘草。二为食癥。亦由月信往来食生冷之物，而脾腑虚弱不能消化，与脏气搏结，聚而成块，盘坚不移。

瘕有八种：一黄瘕，由经来或大小产后，血气未定，脏腑空虚，或当风便利，阴阳开合，关节四边，中于风湿，邪从下入于阴中，积留不去所成，其症寒热身重，淋露不食，左胁下有结气拒按，宜皂夹散（川椒，皂荚各一两，细辛两半）。二青瘕，由新产起行，浣洗太早，阴阳虚，产门四边解散，子户未安，骨肉皆痛，手臂不举，又犯风湿所成。其症苦寒，洒洒入腹，烦闷，结热不散，恶血不除，聚在两胁下，藏于背膂，其后月水不通，或反不禁，宜青瘕坐导方（戎盐一升，炙皂荚五钱，细辛一两）。三燥瘕，由月水未尽，或以夏暑，或以举重汗出，卒以恚怒，致月水与气相搏，反快凉饮，月水横流，溢入他脏，有热，则成燥腹，大如半杯，上下腹中痛，连两胁下，上引心而烦，喜呕吐，腰背重，足酸削，忽遗溺，月闭，宜疗燥瘕方（大黄如鸡子许，干姜二两，黄连三两，厚朴四两，桂心、郁李仁各一两，三枚虻虫熬，一枚鸡肫黄炙）。四血瘕，由月事中止，饮食过度，五谷气盛，溢入他脏，或大饥寒，呼吸未调，而自劳动，血下未定，左右走肠胃间，留络不去，内有寒热，与月水合会而成。其症不可俯仰，横骨下有积气，坚如石，少腹急痛，背疼，腰腹挛，阴中若生风冷，月水来止不常，宜疗血瘕方（大黄、当归各半两，皂荚、山茱萸各一两，细辛、戎盐各二钱半）、桃仁煎（桃仁、大黄各一两，五钱虫炒，一钱朴硝另研）。五脂瘕，由月信初来，或生未满月而交，胞门伤，子户失禁，关节散，脏腑津流，阴道晌动，百脉四解，子精与血气相遇，不能成子而成脂瘕。其症少腹重，腰背如刺，四肢不举，卧不安，左右走腹中痛，时少气，头眩，身体解㑊，苦寒恶风，二便血，月事来止不常，宜疗脂瘕方（皂荚七钱半，二钱半矾石烧，五味子、川椒、干姜、细辛各五钱）、导散方（皂荚炙、吴茱萸、当归各一两，川椒、干姜、大黄、戎盐各二两，细辛、矾石烧、五味子各二分）。六狐瘕，由月来悲忧，或风雨雷电惊恐，且受湿，心神恍惚，四肢振寒，体倦神散，邪入阴里不去而成。其症少腹滞，阴中肿，小便难，胸膈腰背痛，气盛善食，多所思，如有身状，宜疗狐瘕方。七蛇瘕，由月新止，阴阳未平，饮污井之水，食不洁之物，误吞蛇鼠之精，留脏不去而成。其症长成蛇形，在脐上下，或左右胁，不得吐气，上蚀心肝，少腹热，膀胱引阴中痛，腰痛，两股胫间痛，时寒热，月水或多少，宜疗蛇瘕方。八鳖瘕，由月水新至，其人作劳，适受风湿，恍惚觉悟，心尚未平，复见所好，心为之开，魂魄感动，五内消脱，或沐浴不以时出，而神不守，水气与邪气俱入至三焦中幕，玉门先闭，津液妄行，留络不去而成。其症形如小枰，小腹切痛，左右走，上下腹中痛，持之跃手，下引阴里痛，腰背亦痛，不可以息，月事不通，宜疗鳖瘕方。

有近脐左右，各有一条筋脉急痛，大如臂，小如指，因气而成如弦之状，名疝。又有僻匿在两胁间，时痛时止，名癖。皆由阴阳乖，经络痞，饮食滞，邪冷搏而成。宜麝香丸。

脏腑虚弱，气血劳伤，风冷入腹，与血相结，留聚浮假而痛，推移则动，名疝瘕。乃由经产后胞中有恶血，复为邪结而成，宜干漆散、黑神丸。所谓肠覃者，寒客大肠，与胃相搏，大肠为肺传送，寒则浊气凝结，日久便生瘜肉，始如鸡卵，大如怀胎，按之坚，推之动，月则时下。此气病而血未病也，宜晞露丸，或二陈汤加香附。

石瘕者，寒客下焦，血气俱为所闭塞，日益大，亦如怀子，但不得推移，且多坠小腹，与肠覃相类而实异，宜见睍丹。

（3）浮肿

妇女浮肿之病，有先断经而后致四肢浮肿，小便不通，乃血化为水，古人谓之血分，宜椒仁丸、人参丸。先因小便不通，而后身面浮肿，竟至经水不通者，乃水化为血，古人谓之水分，宜葶苈丸。

（4）阴疾

如阴户肿痛不闭，寒热，溺涩体倦，少食，宜补中益气汤加升麻、柴胡，入茯苓、山栀。阴户不闭，小便淋沥，腹中一物，攻动腹痛，宜逍遥散加柴胡、山栀、车前子，由肝脾有伤。妇人羞隐之处，不便明言，然大约非寒即热，今拟一方，先用归、芍各三钱，川芎一钱，熟地五钱，甘草、柴胡、白芥子各一钱，黄芩、炮姜各三分，水煎服之后，较前平善，则是虚证，随用四物汤治之。若不愈，则为热痛作祟，中加栀子三钱治疗。

（5）乳病

沈金鳌指出，有乳病者，女子十三四岁，经脉将行，或一月二次，或过月不行，所以有此疾病，多生于寡薄虚弱之人。每乳上止有一核，可治。若串成三四个，难治。宜服败毒散加生地，再服黄矾丸，通用逍遥调经汤。其有乳硬者，多因厚味湿热之痰，停蓄膈间，与滞乳相搏而成。滞乳，因儿口气吹嘘而成。又有拗怒气激滞而生者，煅石膏、瓜蒌子、青皮、甘草节。然此病，若早治之，立消。有月经时悉是轻病者，到五六十岁无月经时，难消。未产而乳自出者，谓之乳泣，生子多不育。产后乳汁自出者，乃胃气虚，宜服补药止之，或治以漏芦散亦可。

经漏崩带医案：

案例1

童年白带，小溲淋痛，阴虚生热。

药用细生地、黄柏、丹皮、黑山栀、车前子、甘草梢。

案例2

年十五，脉数而浮，中焦有痰湿，妨碍经脉，天癸四月不至，腹硬不痛，瞀闷食减，拟化痰利气。

药用制香附、丹参、桃仁、制半夏、乌贼骨、海浮石、橘红、茯苓。

案例3

冲脉有寒，经闭半年不至。四制香附丸。

药用制香附、熟地、川芎、白术、川黄柏、甘草、当归、大白芍、泽兰、陈皮，酒和为丸。

案例4

冲血不足，天癸不调，腹痛。

药用四制香附丸。

案例5

经来腹痛，肝不条达。

药用四制香附丸。

案例 6

经阻五六十日，证如恶阻，但阴脉未搏耳。

药用大生地、当归身、杭白芍、丹皮、茯苓、陈皮、砂仁末。

案例 7

脉细而虚，无搏滑之象，经阻虽已两月，娠尚未的。向有肝气，如痞在胃脘，呕恶痛胀，宜以辛通治肝。

药用大生地、当归身、杭白芍、半夏曲、茯苓、陈皮、生香附、砂仁末。

案例 8

肝阴不足，天癸不调，脉虚而数，拟补奇经。

药用大生地、当归身、白芍、茯苓、酸枣仁、广陈皮、阿胶、制香附。

案例 9

寒热咳嗽，腹痛，天癸不调，恐成虚劳。

药用泽兰、当归身、白芍、丹参、麦冬、川贝母、茯苓、橘红。

案例 10

久咳，天癸不行，脉虚细，此干血痨证，何胎气之有？

药用大生地、北沙参、川贝母、白云茯苓、橘红、清阿胶、粉丹皮、稽豆衣。

案例 11

天癸半年不至，干咳失音，此是虚劳，恐非娠象。

药用熟地炭、北沙参、川贝母、当归身、丹参、乌贼骨、川石斛。

案例 12

肝气成瘕，从少腹起上升胃脘，气血闭滞，天癸不通，脉无滑搏流利之象，娠兆未的。

药用生香附、杭白芍、当归身、广皮、丹参、乌贼骨、大生地、川杜仲。

案例 13

病后食入䐜胀，气上冲胸，不能偃卧，经行腹痛，肝气病也。

药用江枳实、生香附、陈皮、青皮、当归身、大白芍、乌贼骨、丹参。

案例 14

奇经病，天癸不调，带下腹痛，腰脊酸疼。

药用大熟地、当归身、杭白芍、大丹参、杜仲、制半夏、乌贼骨、金毛狗脊、湘莲肉。

案例 15

肝木之菀，少腹结成，动气经漏，不按期而下血。

药用制香附、海螵蛸、茯神、酸枣仁、当归身、大白芍、陈皮。

案例 16

经漏带下，奇经为病。

药用香附子、阿胶、吴朱萸、紫石英、乌贼骨、蕲艾、白茯苓。

案例 17

肝脾皆虚，冲血不足，色黄，脉数，天癸先期，腰腿痛酸，饮食减。

药用四制香附、归身、阿胶、艾叶炭、杜仲、乌贼骨、大生地、丹参。

案例 18

冲脉不足，天癸先期寒热。

药用香附子、乌贼骨、阿胶、大白芍、丹参、大生地、当归身、陈皮、炙甘草。

案例 19

肝阴内伤，经不调，带下，近更头眩心宕，宜用补摄。

药用熟地炭、茯神、酸枣仁、左牡蛎、益智仁、湘莲肉、白龙骨。

案例 20

带下，经事不调，奇经为病。

药用大生地、白薇、丹皮、生香附、大麦冬、湘莲肉、左牡蛎、川杜仲。

案例 21

经漏带下，奇经为病，所为三十六疾也。素质肝虚，阴血不足，厥阳之火上僭，乃为瘀血嘈杂膜胀诸证，脉沉数而虚。

药用金华香附、乌贼骨、当归身、杭白芍、清阿胶、川杜仲、左牡蛎、白茯苓。

案例 22

肝阴不足，肝气易升，天癸先期，奇经为病。

药用四制香附、乌贼骨、大生地、川杜仲、金毛狗脊、女贞子、枸杞子、白芍、湘莲肉、左牡蛎、当归身、茯苓。

案例 23

肝阴不足，奇经为病，赤白带下。

药用大熟地、麦冬、川杜仲、当归身、白龙骨、紫石英、茯苓、莲须。

案例 24

久患吐血，咳嗽气促，是虚损之体，近更天癸过期而发崩漏，色瘁脉虚，恐成脱证。

药用真人参、炒熟地、茯神、酸枣仁、白芍、清阿胶、北五味子、炙甘草、黑壳建莲。

案例 25

气不摄血，崩中带下。

药用归脾丸。

案例 26

天癸当止之年而反腹痛经漏，恐致崩中。

干血虚劳，天癸半年不至，咳嗽溏泄，形肉瘦削，脉数疾，真阴空乏，交夏阳气日盛，何以支撑？

药用人参、紫河车、北五味、茯神、炒熟地、麦冬、怀山药、湘莲肉。

按语： 关于月经病，沈金鳌认为，血凝之证当有经闭、气滞、血枯三种原因。在医案中经方较多，但大多体现在以四物汤及四制香附丸的加减。沈金鳌用香附特别灵活，医案中出现了生香附、制香附、香附子、四制香附、金华香附等。这些香附的应用是很有讲究的。生香附善于专于理气开郁，主要用于肝气郁结所致经闭。制香附有破积聚、通经络之功，用于少腹结气，气滞等引起的经闭。金华香附只是产地在浙江省金华地区的香附，粒大肥厚，色紫红光润，质坚实，香气浓，品质最佳，为地道药材。

在《妇科玉尺》一书中，沈金鳌对四制香附丸的制法与用法有详细的记载："香附米一斤（分四制：一盐水、姜汁煮，略炒，主降痰。一醋煮，略炒，主补血。一山栀四两同炒，去栀，主散郁。一童便洗，不炒，主降火），川芎、当归各二两。面糊丸，每五七十九，随症作汤下。气虚加四君子汤，血虚加四物汤。"避免耗气伤阴之弊，增进行气通络之功，用于肝血不足之经病。四制香附丸，组方：香附，炒当归，川芎。功能：调和经脉。用于血虚气滞，月经不调，胸腹胀痛。沈金鳌先生用为其妇科之要药，谓能调和妇人经脉，气虚者加四君子汤，血虚者加四物汤。

在医案中，沈金鳌对月经先期、月经后期、闭经、痛经等诸多病证，均用四制香附丸加减治疗。例如："冲脉有寒，经闭半年不至。四制香附丸。""冲血不足，天癸不调，腹痛。四制香附丸。""经来腹痛，肝不条达。四制香附丸。"又如："肝气成瘕，从少腹起上升胃脘，气血闭滞，天癸不通，脉无滑抟流利之象，娠兆未的。用生香附，当归身。""肝阴不足，肝气易升，天癸先期，奇经为病。用四制香附。""肝脾皆虚，冲血不足，色黄，脉数，天癸先期，腰腿痛酸，饮食减。用四制香附，归身。"(《妇科玉尺·卷一·月经》)此方虽未用四制香附丸，然亦直接用四制香附入药，可见沈金鳌对四制香附的重视，且非常擅长用四制香附一味药。

关于带下，沈金鳌从病因言，有湿热、寒湿之分；从病机言，总以脾气虚损，不能上升，而反下陷所致。治则为健脾燥湿，升提胃气，佐以补涩。带下因血少复亡其阳，故白滑之物下流。亦有湿痰流注下焦，或肝肾阴淫之湿，或缘惊恐而木乘土位，浊液下流，或色欲太甚，肾经虚损之故。或产多之妇，伤血伤液，皆能成带下之疾，宜概用莲须、杜仲、续断之辈。属痰与热者居多，以湿热下注而化痰，宜投止涩升提之品。寒者十无一二，宜投鹿角胶温涩之品。然总要健脾燥湿，升提胃气，佐以补涩，如茯苓、白术、柴胡、川芎之类。总之，妇人多郁，郁则伤肝，肝伤则脾受克，湿土下陷，脾精不守，不能输为营血，而白物下流，宜开郁补脾。

三、儿科

（一）初生儿诸病

沈金鳌论述初生儿疾病，包括胎惊、胎痫、胎风、胎黄、胎寒、胎热、鹅口、撮口、脐病（脐风、脐湿肿、脐疮、脐突）等。

沈金鳌认为，胎病的发生与父母的身体状况有很大的关系，尤其是孕母的身体因素，致病因素包括父母淫欲之火、冷热调摄失职、胎中受惊、母过食辛辣肥甘酸咸过多及七情所伤。生后又兼调护失职，或为乳食、惊恐所伤，致发生诸病。认为初生儿诸病多属阳证热证，治则也以清热疏利为主。

1. 病因病机

婴儿肌肤柔嫩，脏腑脆弱，外邪贼风从外而加，多是在母腹中就感受淫汗、冷热、惊哗、酒奢，致胎儿气血紊乱，酿灾蕴毒，损害胎儿。出生之后，调护失当或感受外邪，致令疾作。而小儿出现"苔黄撮口，惊痛搐拿，脐风锁肚，逼肖饥鸦，凡兹种种，难与搔爬，坐视其毙，谁之咎耶？"告诫医生诊治时尤要用心，善为调理，切莫心存侥幸。由此可见，胎病的发生与父母的身体状况有很大的关系，尤其是孕母的身体因素，致病因素包括父母淫欲之火、冷热调摄失职、胎中受惊、母过食辛辣肥甘酸及七情所伤。生后又兼调护失职，或为乳食、惊恐所伤，以致发生诸病。

2. 辨证施治

（1）胎惊

沈金鳌引用王肯堂之说解释胎惊之病，指出皆由妊妇调摄乖常，饮酒嗜欲，忿怒惊仆，母有所触，胎必感之。或外夹风邪，有伤于胎，故子乘母气，生下即病。其候月内壮热，眼翻握拳，噤口咬牙，强直涎潮，呕吐搐掣，惊啼，腮缩自开，或颊赤，或面青，治疗时不可误作慢脾风，妄用温药。宜先解散风邪，利惊化痰开气，或外用贴囟法，不可用铅粉镇坠之剂。另有胎痫，与胎惊者相似，可同理而治。

（2）胎风

因乳母过食肥甘厚腻，积郁化热所致，因脾主肌肉，肺主皮毛，故病在脾肺。治宜清热健脾，如其母可服清胃散及逍遥散，以清气血，小儿也可时饮数滴，可同时配合外敷法。若皮肤无肿胀红赤，为产母脾气虚，粳米粉敷之。有焮赤发热，为产母胃火盛，石膏敷之。

（3）胎黄

因母受湿热，而传于胎儿，母子皆宜服地黄汤、地黄饮子。如已有百日或半周龄，此时出现身母发黄，为胃热，色深黄犀角散；若淡黄兼白者白术散。

（4）胎寒

此病多在胎时母腹痛染于胎儿所致。亦有产妇喜食甘肥生冷，或在胎前外感风寒暑湿，治以凉药，内伤胎气，则生后昏昏多睡，或有时吐乳泻白，不早治，必成慢惊、慢脾风，宜冲和饮合当归散加煨姜微泄，次用匀气散调补，次参苓白术散养胃，白芍药汤去寒湿。

（5）胎热

此因胎中受惊，或孕母或小儿误服温剂，致令热蓄于内，熏蒸胎气，故有此证，如不及时治疗，则鹅口、重舌（在舌下连根处红肿胀突形如小舌）、木舌（小儿舌肿满木硬，不能转动）自皮而生，治宜母儿同治，清热为宜。如母先服木通散，小儿兼服。次以四圣散，温洗儿两目，目开，进地黄膏、天竺黄散、当归散、牛蒡汤，亦同母服。如以凉药攻之，必生他病，乳母尤必忌口。

（6）脐病

一为脐风，断脐之后，被水湿风冷所乘。症状为肚腹胀满，脐肿，身体重著，四肢柔直，日夜多啼，不能食乳，甚则发为惊搐。宜调气益黄散，甚者金乌散或宣风散。二为脐突，因初生洗浴，系脐不紧，秽水浸人于内，产后旬日外，脐忽光浮如吹，捻动微响，间或惊悸作啼，治用白芍药汤加薏苡仁，次以外消散涂贴。三为脐湿肿，断脐后为水湿所伤，或入风冷，致令四肢不和，脐肿多啼，不能乳哺，宜柏墨散、五通膏（生地、生姜、葱白、莱菔子、田螺肉。揭烂涂脐四围，一指厚，抱住泄屁而愈，治脐风撮口）。四为脐疮，水入脐中，或受尿湿，肿烂成疮，或解脱为风所袭，入于经络，则成风痫。若脐肿不干，久则发搐，宜金黄散或枯矾、龙骨（煅）、当归末皆可掺，或油调敷。

由上可见，所述新生诸病多属阳证热证，治则也以清热疏利为主。体现出沈金鳌对于小儿"易虚易实，易寒易热，易从热化"的病机特点的准确把握。脐病多为断脐后为水湿风冷侵及所致，治宜内服兼顾外敷法，对症下药，事半功倍。

（二）惊风

惊风是古代儿科四大证之一，历代医家对此均很重视，对其从病名、病因病机、证候分类、治疗转归、治法方药等多方面进行研究探讨。沈金鳌在精确辨析病因病机的前提下，强调"医药速营，诸惊疾发，诊视察听，表里虚实，尤贵详明"，治疗对于急惊风，宜截风定搐、豁痰退热为要，先定搐截风，后豁痰退热；对于慢惊风，以温中扶里为主，截风止惊为辅。

1. 病因病机

因调护失当，外感于风、内伤饮食、惊恐跌仆所致，其病机在于心经有积热，肝亢盛生风，二脏交争致气血滞阻壅停，进而痰涎内生，百脉凝滞，关窍不灵。病位归结为心、肝二病。

2. 辨证论治

临床上分为急惊风、慢惊风两类，认为急惊风由阳盛，为实证；慢惊风属阴凝，为虚证。临证诊治，重视精准辨证，用药贵在宜早宜速。

（1）急惊风

沈金鳌指出，急惊风发病急骤，症重表现多样，多为危重，为阳证急症。病机的关键是心经有热，热盛引起肝风内动，脾虚痰生。表现为身热面赤欲饮，口中热气出，小便黄赤，热剧发搐，但见牙关紧闭，壮热，痰涎涌出，肢体窜视反张，搐弱颤动，脉浮洪数。治宜截风定搐、豁痰退热为要，先定搐截风，后豁痰退热。热去则无风，风散则不搐。方药以利惊丸、导赤散、泻青丸。

（2）慢惊风

慢惊风多为慢病久病，随病程进展表现出典型症状，多伴有吐泻疟痢，对小儿机体消耗很大，再则小儿脾胃虚弱，阳常不升，虚火旺易为肝乘，势重延误困顿，遂致命倾。辨为阴证缓症。病机主要在于大病、久病或误投太过之后脾胃虚弱，肝盛乘脾而生于风，风动筋挛发为慢惊风。表现为目慢神昏，手足偏动，口角流涎，身微温，眼上视，或斜转，或两手握拳而搐，或兼两足动掣，口气冷缓，脉沉无力，睡时两目半开半合。治以温中扶里为主，截风止惊为辅。方药宜用温白丸。此方中有僵蚕、白附子、炒南星、天麻、全蝎，原因在于脾虚则生风，肝风强之，风盛则筋急，故以抑肝息风为目的。

　　对于慢脾风，沈金鳌认为比慢惊风更甚，慢惊之后，虚极难胜，病全归脾，故称慢脾风。可见，慢脾风为慢惊风虚极加重发展而来。由于脾虚痰饮内生，凝聚胸膈，发为虚热。脾困气乏，肢冷目凝、伴频繁呕吐腥臭、声焦微搐。症见面青额汗，舌短头低，眼合不开，睡中摇头吐舌，频呕腥臭，噤口咬牙，手足微搐而不收，或身冷，或身温，而四肢冷，其脉沉微。其危重如灯无油，渐见昏灭，宜截风回阳急救。可先用夺命散、青州白丸子（半夏七两，天南星三两，白附子二两，川乌五钱）末，煎如稀糊，入蜜调，控下涎后，服醒脾散。

3. 诸变证

（1）天吊

　　也为惊风症状之一。表现为小儿瘛疭不定，翻眼戴睛，状若神祟，头目仰视，手足抽掣，如鱼上钓，故曰天吊（天钓）。需与内吊区别，内吊为腹痛多喘，唇黑囊肿，伛偻反张，眼尾赤，此胎中受风及外惊所致。

（2）惊瘫鹤膝

　　小儿惊风发作之时处理不当所致。小儿手足动掣之时，应当听其自定，然后治疗，以免生异症。若父母见病势可畏，从而按伏之，则筋不舒伸，遂致经络为风所闭，致成惊瘫鹤膝，变为废人。凡小儿心悸不常，及遍身肿痛，或手足不随，此为惊瘫候。膝大而胫肉消，胫骨露，如鹤膝之状，或为痈为疖，此名鹤膝候。

（3）诸恶候

急慢惊后有潮热如疟疾般手足逆冷，为风邪乘虚侵及经络；烦渴为津液内耗；眼睛瞬动，为属肝血虚内风生；有口唇蠕动，与慢脾风相同，为脾肾两虚，当大补脾肾；忽然惊搐目直，为肝之风热；睡中惊动，由心肾不足，不能宁摄精神；有惊吓而作，肝动魂魄不安；泄泻者，为肝盛克脾致乳食不化。

（4）不治症

症状为眼睛翻转，口中出血，两足摆跳，肚腹搐动，摸体寻衣，神昏气促，喷药不下，通关不嚏，心中热，忽大叫，皆急惊不治之症。四肢厥冷，吐泻咳嗽，面黯神惨，胃痛鸦声，两胁动气，口生白疮，发直摇头，眼睛不转，涎鸣喘噎，项软，二便不禁，手足一边牵引，皆慢惊不治之症。此为脾胃虚损之极。

以上可以看出，沈氏对于惊风辨证尤其详细严谨，从主症、兼症、变证、恶症到不治症完整论述，条理清晰，分析透彻，施治有据，体现出较高的学术水平。

（三）痫病

首先在痫病的命名上，沈金鳌明确地指出痫与惊之不同。其云："仆地作声，醒吐诞涎，异于惊病，命之与曰痫。"而惊风虽有发搐、牙紧、面青、角弓反张等症，但其"俱不作声，不吐不沫"。痫证也为小儿恶候之一。

同时，沈金鳌对痫与痉进行鉴别与论述。其指出，痫为心病，痉为肝病。外有风邪侵袭，内有肝风内扇，内外交加，发为痉病。表现为肢体强直难扳，角弓反张如弦，不搐不搦，目凝上视，应悉心探查。其病机为气虚为根，兼痰夹火，治疗需与痫证鉴别。

1. 病因病机

对于痫证的病因，沈金鳌认为，内有气骨不坚，脏腑尚弱，血脉未全，若乳哺失节，外邪客之，发为痫病，就其原唯有风、食二因。究其病机，"风属外感，惊属内缘，不内不外，食所是专。盖此三因，三痫各缠。别其经络，脾与心肝"，强调痫病发病与脾、心、肝三脏密切相关。

2. 治疗原则

沈金鳌总结了历代医家对痫证的论述，认为马痫，心火熬煎，为心火为患；羊痫，肝风作愆，为肝风使然；鸡痫为肺部邪干，为肺脏受邪；猪痫，右肾病传，乃肾病为患；牛痫，脾土湿湮，为脾土受困。临证可见五脏兼证，如心则面赤，吐啮舌尖。肝则面青，手足掣挛。肾则面黑，体直尸眠。肺则面白，惊跳头旋。脾则面黄，四肢缓瘫。

沈金鳌在肯定前人经验的基础上，既吸取其精华，又提出已见，强调"痰""瘀"在痫证发病中的地位。认为诸痫证，莫不有痰，咽喉梗塞，声出多般，痰为痫证最主要的致病因素，"惊食风寒，血滞心窍，邪犯心官，随声所发，轻重断联。虽似六畜，讵竟确然。奚分五脏，附会笺笺。专通心主，血脉调宣，豁痰顺气，治法真诠"。这些精辟的论述，为其豁痰开窍和活血顺气治则的提出，提供了理论依据，影响着后世医对痫证的治疗。

3. 辨证论治

痫证首辨风、惊、食三痫，据因施治。沈金鳌引杨士瀛之说，指出惊痫宜定魄丸、沉香天麻汤；风痫，宜追风祛痰丸；食痫，宜紫霜丸。再辨阴阳痫，引史演山之说，指出阳痫，以百解散加五和汤疏解，下痰用水晶丹、半夏丸；阴痫，宜固真汤，调宽气饮和解。

（四）疳积

沈金鳌认为，疳积总不外伤及脾胃而变生诸症，认为疳积病，皆因过餐饮食，于脾家一脏，有积不治，传之余脏，而成五疳之疾，"惊得心肝，疳得脾胃"。这一观点，恰当地解释了五疳的病机。诸家多以之为虚，乃取去积补虚之法。而张元素则于补虚之前用宣风之剂，这一治法与诸家颇有不同，为沈金鳌所倚重。

1. 病因病机

疳积，是儿科四大证之一。前贤对疳积之辨有"五疳""七疳"等多种命名。对其病因的认识，一如巢元方遵《内经》"数食肥，令人内热。数食甘，令人中满"之说，认为疳证是因恣食肥甘，引动诸虫，虫积为患侵蚀脏腑，或因蒸热日久耗伤脏腑气血所致，即"疳者甘也"。再如，钱乙认为疳证"皆脾胃亡津液之所作也"，或"因大病或吐泻后，以药吐下，致脾胃虚弱亡津液"，即"疳者干也"。沈金鳌系统地总结了前人对疳证病因病机的见解，认为小儿因脏腑娇脆，饥饱易伤，冷热亦然，热则熏蒸，冷则凝滞，此为疳之由来；如或自幼缺乳，耗伤形气，此疳之病根，积渐生蒂；到了两三岁，乳食无节制，终伤脾生疳；若喜食生冷，甘肥黏腻，肠胃气血阻滞，积而生疳；或因乳母喂养小儿时过于无忌，喜怒淫劳，皆可自乳传与小儿，此疳病因在母；或因疾病日久，医药辗转延误胃液枯亡，虚热渐盛，此疳由医者冒昧错治引起。总之，沈金鳌认识到，疳证为内外因作用下病情逐渐发展所致，此认识更为客观全面。

关于疳积的病机，沈金鳌认为，疳积总不外伤及脾胃而变生诸症，"惊得心肝，疳得脾胃"，这一观点恰当地解释了五疳的病机。

2. 鉴别诊断

沈金鳌还对惊、疳、痨进行了鉴别。惊得心肝，疳得脾胃。脏腑因由，各不相蔽。童稚之时，病则为疳，弱冠而后，病成痨瘵，同出异名，唯年齿计，元气亏伤，气血虚惫，其原则一。即疳与惊虽病变腑脏有异，但元气亏虚、气血虚惫是其共同的病机。认为疳与痨只是"同出异名，唯年齿计"而已。

3. 辨证施治

治疗疳积，沈金鳌引叶桂之说："当审体之强弱，病之新久，有余者当疏胃清热。粪色白，或不化，当健脾佐消导清热。若湿热内郁，虫积腹痛，导滞驱虫，微下食入之，缓调，用肥儿丸之属。"其书还引张元素之说："疳者，小儿受癖，或久吐泻，医者妄投转过之药，小儿易为虚实，致令胃虚而亡津液，内发虚热，外消肌肉，一脏虚则诸脏皆弱。其病目胞肿，腹胀利色无常，渐加瘦瘠，久不瘥可。是肠胃有风，宜宣风散导之。后则各依本脏补其母。"张元素认为，罹患疳证的小儿，"目胞肿，腹胀利色无常"，是因为"肠胃有风"，而以宣风之剂导去之。诸家多以之为虚，乃取去积补虚之法。而张元素则于补虚之前用宣风之剂，这一治法与诸家颇有不同，为沈金鳌所倚重。并且强调疳病病机中，小儿体虚为主因，热者为虚热，冷者虚冷。治热不可过凉，治冷不可峻温骤补。

关于走马疳的治疗，指出走马疳为疳证之极，为五脏蒸热上攻，致牙边肉肿烂，口内气臭，身微潮热，吃食时常牙缝出鲜血，齿动摇时时欲脱，肉烂时时欲坠者。沈金鳌提出，按曾氏治法，宜先去积热，用当归散合三棱散，加姜枣煎服，次投芦荟丸、玉露饮，及以盐温水灌漱，或以软鸡翎蘸盐水拂洗拭干，以密陀僧散傅之。

（五）吐泻

沈金鳌认同前人关于吐泻病因病机的观点，认为凡小儿吐泻，皆因气血脏腑尚嫩，六淫易侵，兼调护失宜，乳食不节，遂使脾胃虚弱，清浊相干，积蕴而作使然。治则方面，强调开通疏利是正治。方药上皆以健脾为本，培建中州之气，巧用四君子汤，如参苓白术散、醒脾散、六和汤、六神散、理中汤、胃苓汤等。在健脾的基础上配合君臣佐使，体现沈金鳌以调理脾胃为宗旨的思想。

1. 病因病机

吐泻为脾胃病变，认为吐病伤胃，泻病伤脾。对于吐泻的病因病机，沈金鳌论述十分详细。其指出，凡小儿吐泻，皆因六气未完，六淫易侵，兼以调护失宜，乳食不节，遂使脾胃虚弱，清浊相干，而作吐泻。又将吐泻病机分别论述呕吐之病原，非单一所致，胃虚、胃冷、胃热、胃虚热，或胃内有积，或胃内有痰，夹惊夹毒，致使呕吐。治则强调和中助胃，为止吐大法。

沈金鳌论泄泻之原由，十分注重五脏，认为脾受木克，面黄神疲。脾为水侮，洞泻如筛。心脾气虚，泻黄多噫。肺脾气拂，沫出多啼。脾气虚寒，冷及四肢。脾家积热，心烦口糜。脾为湿滞，浮肿脉迟。脾气下陷，腹坠如遗。脾中虚痞，胀满难支，宜清神益气止泻，治疗上强调以开通疏利为原则。

2. 鉴别诊断

对于吐泻的辨证，沈金鳌强调首先需辨清寒热：先泻后吐者为虚冷，先吐后泻，实为有热，需详辨其轻重与参差；再参以四时，辨清表里施治。

沈金鳌引钱乙之说，指出春冬之治宜从表，如伤寒者吐泻伴身温，乍凉乍热，睡多气粗，大便青白，呕吐，乳下不消，时有咳嗽，更有五脏兼症；如伤风者吐泻伴身热多睡，能食乳，饮水不止，吐痰，大便黄水，为胃虚热渴吐泻；夏秋吐泻治宜再辨，生三日内壮热，不思乳食，大便乳食不消或白色，为伤寒；生三日至十日，吐泻身温凉，不思乳食，大便青白，乳食不消，为上实下虚。夏至后吐泻多为壮热，小儿脏腑十分中九分热，或因伤热，乳食不消，泻深黄色；六月大暑后吐泻，身大温而非热，脏腑中六分热四分冷，呕吐，乳食不消，泻黄白色；立秋后吐泻时身温，脏腑中三分热七分冷，不能食乳，似睡非睡，闷乱，长出气，睡露睛，唇白多哆，欲大便，不渴；八月秋分后吐泻身冷，无阳，不能食乳，干呕，泻青褐水。

以上据四时节气变化治疗随证加减，并结合季节月份及小儿大小详细辨证，处处顾护小儿稚幼体质，也反映出沈金鳌强调以中和为旨的施治宗旨。

3. 辨证论治

对于泄泻的辨证施治，沈金鳌汲取诸家思想，力推曾世荣之说。其辨泄泻原由，分为冷泻、热泻、伤食泻、水泻、积泻、惊泻、风泻、脏寒泻、疳积泻。根据泄泻的具体病机处方用药。

冷泻：为寒邪直中脾胃所致，多是白水，泻密而出少，腹痛而鸣，眉皱目慢，面带白色，额有汗，冲和饮、当归散、参苓白术散。

热泻：为湿热之邪郁结脾胃下注大肠所致，大便黄色，如筒吊水，泻过即止，半日复然，心烦口渴，小便黄少，乳食必粗，先用五等散，或大顺饮，次钱氏白术散、香薷散。

伤食泻：为脾胃素弱，复伤生冷而泻，或因母餐生冷肥腻，亦能作泻。面唇俱白，泻稀而少，或如败卵臭，身形黄瘦，宜固脾和中散、醒脾散。

水泻：乃阴阳不顺，水谷不分所致，泻黄水而小便少，次多无度，多见于夏秋之际，宜五苓散，加薏苡仁、车前子、半夏，分正阴阳，或白术散、六和汤。

积泻：脾气虚弱，乳食入胃所致，先三棱散除积，次沉香槟榔丸、参苓白术散，再和中散。

惊泻：惊吓伤肝，肝气侮脾所致，粪青如苔，稠黏如胶，不可便止，但镇心抑肝，和脾胃，消乳食，先五苓散，次三棱散。

风泻：见于慢惊大病后，粪稀，黄褐色，或夹食而下，因脾虚所致，或夹黑褐色者，属脾虚而肾水乘之。若久则惊搐，先五苓散加薏苡仁以疏肾水，次泻黄散以去脾风，再参苓白术散以补脾气。

脏寒泻：因断脐风冷外逼而成，粪青不稀不稠，或下清水，未泻腹痛而鸣，啼哭方泻，先冲和饮加葱白，次当归散加煨姜，及匀气散、理中汤。

疳积泻：积滞内停，阻滞肠胃所致，面黄肚胀脚弱，头大项小，发稀而竖，肌瘦不食，朝凉夜热，腹中有癖，泻无定色，恶臭，自泻自止，先三棱散加陈皮，次乌犀丸、芦荟丸、快膈汤。

以上所用方药，皆以健脾为本，培建中州之气，巧用四君子汤。如参苓白术散、醒脾散、六和汤、六神散、理中汤、胃苓汤等，在健脾的基础上配合其他治法，体现了沈金鳌治泄泻重在调理脾胃旨的思想。

（六）感冒

沈金鳌认为，感冒是风邪侵及肌肤所致的外感病证，并认为小儿脏腑柔弱，卫外不固是内因。感冒的根本原因，由于卫气虚，则元府不闭，腠理疏松，贼风侵袭，卫阳受阻；因肺主气，首先犯肺，加之心火旺盛和肝风内动，循渐入里而成。沈金鳌在方药运用上，既随四时节气变化随证加减，又顾护小儿稚幼体质，中病则止。春夏多用辛凉药，如升麻、柴胡、荆芥、防风、羌活、葛根，取效很快；秋冬多用辛温药，如桂枝、枳实、人参、紫苏、柴胡、前胡、羌活、独活等。

1.病因病机

关于感冒的病因，沈金鳌总结前人理论，认为感冒是由风邪侵及肌肤所致。且对外感风寒、风热进行辨析，追其根由风夹寒，风是主祛寒为辅，与伤寒异；由风夹热，为风及热，和风热不同。邪由外感为外因，然小儿脏腑柔弱，卫外不固是内因。如其所云："感冒之原，由卫气虚，元府不闭，膝理常疏，虚邪贼风，卫阳受掳，惟肺主气，首先犯诸，心火相合，肝风并煦，以渐而入。"

感冒为轻症，浅在肌肤，宜散宜发，病易痊愈。但若感邪较重或失于延误，则由外入内，侵经及络，脏腑壅阻，至骨至髓，逐渐顽固，变成大病。感冒的主要表现，为头痛身热，轻则或无，必恶风寒，肢体不舒，鼻流清涕，堵塞气粗，喘咳声重，涎沫有余，咽干口闭，自汗。

2. 辨证施治

沈金鳌强调感冒方药既应随四时节气变化随证加减，又要顾护小儿稚幼体质，中病则止。春夏辛凉，宜升麻、柴胡、荆芥、防风、羌活、葛根；秋冬辛温，宜肉桂、人参、紫苏、前胡、独活。原因在于，春季多温多风。春温，为冬季伏邪，治从大方，但小儿多以急症、重症为多，如头痛恶寒发热，喘促鼻塞，身重，脉浮无汗，本来应以表证散之，但春令时节温舒为主，辛温宜少用。夏季多热，先夏至为病温，后夏至为病热。病多暑热兼湿，汗多则耗气伤阳，胃液受灼，病变甚多。

深秋多凉燥。小儿肌疏易汗，麻、桂之性太过不宜，治宜轻则紫苏、防风二味，身痛用羌活，多不过一剂，伤风证亦肺病为多，葱豉汤乃通用要方。冬季多寒。"若冬令应寒，气候温暖，当藏反泻，即能病，名曰冬温。温为欲热之渐，非寒症得汗即解……或外受之邪，与里邪相薄，亦令郁于经络，或饮醉厚味，里热炽烈，而卫气不与营气相和，或不正直人内侵，即有腹痛下痢诸症，其治法必以里症为主，稍兼清散，设用辛温，祸不旋踵。"（《杂病源流犀烛·卷十二·感冒源流》）

（七）咳嗽哮喘

沈金鳌认为，咳嗽、哮喘两证均为肺病，辨证可为虚为实，有本有标，需析辨治之，不可混淆。咳与嗽也不同，咳则无痰，其声必高。嗽则无声，其痰若胶，声痰俱有，才为咳嗽之名。病因可为外感与内伤两大类，治疗上重视脾、肺，认为治嗽大法，盛则下之，久则补之。对于哮喘，治疗宜以行气化痰为主，同时必须淡饮食，禁凉剂，恐风邪难解；禁热剂，恐痰火易升。苏子、枳壳、青皮、桑白皮、桔梗、半夏、前胡、杏仁、山栀，皆治哮必用之药。

1. 病因病机

咳嗽为肺病，可分为外感与内伤两大类，外感者，或因风伴头痛汗出；或受寒伴肢冷酸困；或受热伴面赤热潮；或肺内火灼伴涕唾有血丝；或燥乘肺，毛发干燥。而咳嗽有痰，为脾湿未消。病机转变由表及里，已是内伤。或脾湿所困，或胆热内扰，或气机逆乱（虫积所伤），或肾虚水泛等。又可分时间久暂，病程短者多实，病久者之虚。同时，咳嗽与四时节气之不同明显相干，须"更详时令，四序分镳。秋冬多实，春夏虚劳。更分久暂，莫任欹歆"。

至于哮喘，沈金鳌认为，虽亦为肺病，但与咳嗽实不相同，哮与喘也各有区别。哮喘相近，实则相差甚远。"哮专主痰，与气相撩，或嗜咸醋，膈脘煎熬，口开呷吸，口闭呀嗷，呀呷二音，乃合成哮。喘气促急，专主热燎。痰声喝喝，肚撅胸垚，抬肩张口，鼻煽气然，俱为恶候"。可见，哮主痰与喘主气相兼为症，皆为重症表现。

2. 辨证施治

（1）咳嗽

沈金鳌在咳嗽的治疗上，撷取了钱乙、《太平圣惠方》、张元素等医家、医著的学术思想，认为治嗽大法，盛则下之，久则补之。

从虚实表里论治：肺感微寒，八九月肺气大旺，病嗽者必实，非久病，其症面赤痰盛，或身热，宜葶苈丸；十一二月嗽，乃伤风嗽，宜麻黄汤汗之；有热证面赤饮水涎热、咽喉不利，宜兼甘桔汤；若五七日间身热痰盛唾黏，褊银丸下之；有肺盛者，咳而后喘、面肿欲饮水，有不饮水者，其身即热，泻白散；若伤风嗽，五七日无热证而但嗽者，亦可用葶苈丸，后用下痰药；有肺虚者，咳而哽气、时时常出气、喉中有声，此久病，阿胶散补之；痰盛者，先实脾，后以褊银丸微下之，或以圣惠射干散治之。痰退，即补肺如上法。

从脏腑论治：力主张元素的学说，嗽而两胁痛者，属肝经，小柴胡汤；嗽而呕苦者，属胆经，黄芩半夏生姜汤；嗽而喉中如梗者，属心经，甘桔汤；嗽而失气者，属小肠，芍药甘草汤；嗽而右胁痛者，属脾经，升麻汤；咳而呕长虫者，属胃经，乌梅丸；咳而喘息吐血者，属肺经，麻黄汤；咳而遗尿者，属大肠，赤石脂汤；咳而腰背痛，甚则咳涎者，属肾经，麻黄附子细辛汤；咳而遗溺者，属膀胱，茯苓甘草汤，咳而腹满、不欲食、面肿，气虚者，属三焦，异功散。

（2）哮喘

沈金鳌对哮喘的认识颇具心得。他认为，哮证，古人专主痰，后人谓寒包热，治须表散。沈氏认为，治疗宜以行气化痰为主，同时必须淡饮食，禁凉剂，恐风邪难解；禁热剂，恐痰火易升。苏子、枳壳、青皮、桑白皮、桔梗、半夏、前胡、杏仁、山栀，皆治哮必用之药。

（3）马脾风

系哮喘危证。症见起病急骤，以喘为主，迅速出现胸高气急，撷肚抬肩，痰壅如潮，面唇指甲青紫，闷乱烦躁，便秘溲赤，苔黄厚腻或呈焦黄，脉滑数，甚至发生惊厥。西医学小儿喘憋型肺炎，多见此临床表现。沈金鳌引虞世言论其施治："马脾风者，暴喘而兼胀满也，大小便硬，宜急下之，用牛黄夺命散，后用白虎汤平之。马脾风，若患在百日内者，不治。"

幼科医案：

案例1

疳积病，四肢细，将成丁奚[①]。

① 丁奚：即丁奚疳，指小儿疳疾，骨瘦如柴，其形似"丁"之证。

药用川黄连、川椒、乌梅炭、杭白芍、炙甘草、山楂炭、川厚朴、炒麦芽、陈皮、鸡腌胵，黄糖油为丸。

案例 2

疳积成蛊。

药用鸡腌胵、厚朴、大腹皮、陈皮、茯苓、六神曲、泽泻。

案例 3

疳积目翳。

药用草决明、甘草、川厚朴、山楂、陈皮、麦芽、茯苓、鸡内金。

案例 4

疳积目翳。

药用草决明、谷精草、麦芽、山楂炭、陈皮、人爪屑、鸡内金、蝉蜕。

按语： 疳积是疳证和积滞的总称，是中医儿科四大证之一。疳证是指喂养不当，脾胃受伤而影响生长发育的病证，相当于营养障碍的慢性疾病。积滞是乳食内积，脾胃受损而引起的肠胃疾病，临床以腹泻或便秘、呕吐、腹胀为主要症状。沈金鳌在其《幼科释谜》中所说："大抵疳之为病，皆因过餐饮食，于脾家一脏，有积不治，传之余脏，而成五疳之疾。"故其治疗疳积，总不离乎脾胃，皆以消导化食，健脾胃为要。故观其幼科纵方，多用鸡内金、陈皮、山楂、麦芽、神曲等，并加减化裁。

四、外科

（一）疹子

疹即痧，北方谓之疹，南方谓之痧。沈金鳌指出，疹子为肺经病，发于肺，与肝、心、脾有关，病因为时行病气，治法以清肺消毒为主。论述了疹的辨证及疹后四大证及各种疹子的区别。内容详尽，可见其经验丰富。

1. 病因病机

沈金鳌指出疹子为肺经病，脾为肺之母，风邪热毒，上犯于肺，则毒邪凝聚于脾，且移其毒邪于肺。脾主肌肉，肺主皮毛，疹子之发，由肌肉以越皮毛，肺之受制独甚，故为肺病。出疹之前，先咳嗽、鼻涕、喷嚏。有眼胞浮肿，目泪汪汪，肺乘所克，毒侵于肝。有恶心干呕烦闷者，肺与心连，毒邪熏灼于心。故前人云，疹子一证，四脏俱受其伤，唯肾无忌。

沈金鳌指出，疹子为时行病气传染。因冬温太过，其反常之气，郁于脏腑，留于经络，当春夏发泄之期，感此一时风热之疠气，发为疹。冬温之气，人人中之，一时风热，又人人受之，故疹毒发泄，亦人人患之。传染者，以疹发毒泄，一种热蒸秽气，随汗而出，即随风而流，在他人曾中冬温之气，又适感一时之风热者，今触此随风而流之秽气，随亦发疹。其元气壮，未曾受感者，则不发。

2. 辨证论治

（1）疹出时间

未出两三日前，即憎寒壮热，鼻流清涕，身体疼痛，呕吐泄泻，咳嗽气急，腮红眼赤，干呕恶心，目泪嚏喷，便是疹候，宜苏葛汤、加味升麻汤（升麻、甘草、元参、柴胡、赤芍、条芩、葛根、独活）。及其既出，则有颗粒绽起于皮肤之外，必自头至足，无一处不有，而尤以头面多出为吉。自出至没，约以三日为准，或出一日即没者，乃为风寒所冲，必至毒邪内陷，宜羚羊散、大青汤、元参解毒汤（玄参、葛根、山栀、黄芩、桔梗、甘草、生地、荆芥），倘不早治，胃烂而死，宜犀角解毒汤。已过三日不没者，乃内有湿热，宜四物汤加犀角汁。

（2）色泽辨识

以鲜明红润为佳，赤紫干燥晦暗，皆火盛毒炽，急治，无变症，宜六一散，或四物去地黄加炒黄芩、番红花等。若浑身如锦纹，则为夹斑疹，宜化斑汤。若色白，则为血不足，宜养血益荣汤。若黑色，则九死一生，急与大青汤（大青、木通、玄参、桔梗、知母、山栀、升麻、石膏）。

（3）有汗无汗

发热时有汗自出，有鼻衄血，不能用药止，毒能随汗、衄泄。衄血者少，而自汗者多，衄必其人阳素盛，复因热毒熏灼而伤血分，故上溢而从鼻出。衄太过，亦须止之，宜茅花汤（茅花、当归尾、生地、山栀、玄参、黄芩）。汗为心之液，疹家之汗，不尽出于心，而出于肺，肺之气化，本下输于脏腑，滋灌于经络，兹为疹毒所蒸，遂越皮毛而出，毒亦因之以泄。所以发热时，如不得汗，必表散，宜苏葛汤、升麻葛根汤（升麻、桔梗、荆芥、连翘、防风、羌活、赤芍、甘草、淡竹叶、牛蒡子）、葱白汤。在无汗而以药发之者，既得之后，切不可再汗。有汗，不得轻用表药，迫疹出既齐，汗犹外滋，宜黄连汤。

3. 治疗方法

治疹大法，以清肺消毒为主。疹子出时很快，没时渐慢。出疹则毒尽泄，不会停留于中，渐没则余毒亦解。所以，如果疹出不快时，用药以开其腠理，催发疹，宜麻黄散、消毒饮。没不渐，用药以清其实热而和解，宜犀角消毒散。

药物当结合岁气时令运用，强调发热时，如出疹，急与疏散透肌，辨明岁气时令，而后用配君臣佐使。所谓岁气所属者，人中黄属土甲己年为君，黄芩属金乙庚年为君，黄柏属水丙辛年为君，黄连属火戊癸年为君，栀子黄属木丁壬年为君，既以其年所属为君，即以余年所属为臣，而荆芥、防风、紫苏、连翘、苦参、牛蒡子、山豆根，为佐使。所谓时令攸宜者，如温暖时必用辛凉，宜防风解毒汤；暄热时必用辛寒，宜黄连解毒汤；大寒时必用辛温，宜桂枝解毒汤；时寒时暖必用辛平，宜升麻解毒汤。

疹子出齐之后，风邪已散八九，热毒之未泄者正多，急用清金降火。

清金，知母、石膏、麦冬、牛蒡子、天花粉之属；降火，黄芩、黄连、山栀、连翘、玄参、大青。

疹子出没后，则以滋阴养血为主，而兼带清凉。用养阴退阳方法，宜四物汤加黄连、防风、连翘。禁燥热升阳动气的药物，如人参、苍术、半夏等。

疹子透发前，皮肤干，毛孔闭，毒邪怫郁于内，宜麻黄散。依岁气时令，用表散解毒药，仍不能出，应再服前药，用外治法宜胡荽酒。如此三四次，仍不出，反见腹胀疼痛，上气喘急。昏眩闷乱，烦躁不安，此必死。

发热时多渴，宜人参白虎汤、绿豆灯心炒糯米汤等。过于饮水，定生水蓄之证。水入肺，必喘咳，宜葶苈丸；水入脾，必肿胀、自利；入胃，必利，必呕哕，宜二苓泽泻汤；水入心，必惊悸，宜赤苓木通汤；水入肝，必胁痛，宜芫花等；水入肾与膀胱，必小便不利，宜车前子、通草等。

咽喉肿痛，不能饮食，毒邪怫郁，激而上熏，宜甘桔汤加玄参、连翘、牛蒡子。咳嗽口干，心烦，毒邪在心肺，透发未尽，宜泻白散（蜜桑白皮、地骨皮、炒黄芩、酒黄连、马兜铃、淡竹叶、桔梗、山栀、灯心、大青、元参、连翘）加葛根、天花粉以泻肺，导赤散加连翘、葛根、黄连、竹叶以泻心。发热时吐利滞下，毒邪内迫，上则吐，下则利，甚则里急后重而滞下，吐宜竹茹石膏汤（竹茹、石膏、陈皮、半夏、茯苓、甘草），自利宜猪苓汤（猪苓、茯苓、滑石、泽泻、升麻、甘草、黄连），滞下宜黄芩汤。

初出时频泻稀水，为恶候。但疹出稠密，色紫赤太甚，由毒邪郁遏大肠，唯泻解，宜平胃散加连翘、葛根等。疹发透收没，自然泻止，若已收仍泻，毒必未尽，急须分利解毒，宜平胃散加连翘、葛根、黄连、木通、牛蒡子、泽泻，不可止涩，以致痞胀喘急，为不治之症。

4. 疹后四大症辨治

（1）疹后痨

疹已收没，毒邪仍郁于肌肉间，昼夜发热，渐至发焦肤槁，羸瘦如柴，变成骨蒸痨瘵，急须调治，宜金花丸、清火消毒汤加当归、连翘、川芎、芦荟、使君子、龙胆草等，胃弱兼用胃苓汤，迟则口鼻气冷，睡卧露睛，手足厥冷搐掣，必至不救。无羸瘦，而遍身壮热，瘛疭烦躁，实由阴亏血耗，余毒入肝而传于心，宜当归养荣汤、金花丸（黄连、黄柏、黄芩、大黄）、清火消毒汤、黄连安神丸加朱砂、酸枣仁以清其毒。

（2）疹后疮

余毒未尽，陷入胃家，忽发走马疳，牙根臭烂，血出颊肿，环口青黑，久则腮穿齿落，唇缺鼻坏，急救勿缓，内治以速清胃火为，宜金花丸、清胃汤，外治以散毒去腐为主，宜文蛤散、雄黄散。如疮色白者，其胃已烂，必死。

（3）疹后痢

疹前曾作泻痢，调解未清，变成休息痢，日夜无度，里急后重，余毒流入大肠，不论赤白，应养血行气，宜黄芩汤，血和而痢自止，气行而后重除。须分虚实，实者不妨微利，宜三黄汤，虚者可调和，宜香连丸。

（4）疹后嗽

气喘息高，连声不止，甚至咳血，或呛出饮食，此毒归于肺，肺焦叶举，名顿嗽，宜麦冬清肺饮加连翘。体实，宜宁肺汤；神虚，宜清肺饮；如胸高肩耸，手摆头摇，口鼻出血，面色青赤，或枯白，或晦黯，不可治。有肺气极虚，毒遏发喘，呛食咳血，不得拘泥于肺热，解毒清肺，宜麦冬清肺饮倍加人参。

此外，有烧热不退者，为血虚血热，只须滋阴补血，其热自除，宜四物汤为主，渴加麦冬、犀角，嗽加瓜蒌霜，痰加贝母、陈皮，切忌参、术、半夏。有身热不退呕吐而烦者，毒犹未尽，留连于肺胃间，宜化斑汤。大便秘结，余火内结，宜于清火药中少加大黄。有泄泻，积热移于大肠，宜四苓散加黄芩、黄连、木通。久则心伤脾或酌用木香、砂仁、诃子、肉豆蔻。有疹退热除不能食，胃气弱，宜四物汤加砂仁、神曲，或酌加地黄。有疹后出，人动作如常，忽然心腹绞痛死，气虚中恶，元气虚弱，曾受疫疠之气，外虽无病，内实亏损，故一发而死。有疹没后三四日又出，至五六次不止，由发热时风寒侵袭，邪郁肌肉，留连不散而屡发，宜照前治疹之法治。

5. 疹类辨治

麻疹为太阳经病，其经感受深山邃谷毒风积热，因发为麻，形如心经痘子一般，头不尖锐，较疹稍稀疏，西北人常患之，南方不多见。

斑有阴阳之别，阳斑为少阳相火与风热相搏，如温毒发斑、冬温夏热发斑，其形焮肿，如蚊蚤所啮，或成片如锦纹云霞，宜大青汤、化斑汤（人参、甘草、知母、石膏、桔梗、连翘、升麻、竹叶、炒牛蒡子、地骨皮）、羚角散。吐泻发斑，全由胃虚，治法可补不可泻，可温不可凉。阴斑，伏寒在下，迫其无根失守之火，聚于胸中，热上蒸肺所致，宜麻黄、肉桂、川芎、白芷、羌活、白芍、苍术、半夏、藿香、桔梗、陈皮、枳壳、砂仁、甘草、生姜。内伤寒物发斑，先由伤暑，次食生冷冰水，并睡卧凉处，内外皆寒，逼暑火于外，故色微红，或带白，与阳斑不同，宜藿香正气散，多于暑月见之，或婴儿肌肤脆薄，亦常有。

瘾由脾家蓄热，更兼风湿，故隐隐不发胖，无颗粒，似肿非肿，多发痒，或不仁，宜消风散。

由脾虚血热，感受风邪而作，宜调中汤，切不可专用治风药，其形浮肿，成片成块，愈搔愈盛。

夏月痱子，其粒大如粟米，皮肤尽赤，多生项下、夹窝、内胯。凡皮肉相贴处，外科称为暑毒，宜苦参汤洗。若抓破皮，易变成脓疮宜鹅黄散扑。

寒冬天地之气闭塞，交春东风发动，其气流散而东风袭入毛孔，此恶气即乘以人，遂有形如鱼子而色白者，头面胸腹手足不拘，发见一处，不至遍及一身，极飒淅难忍，周时收没即无点痕，宜消风散（茯苓、蝉蜕、川芎、僵蚕、人参、藿香、防风、荆芥、甘草）加减。

由于内虚，腹中有胎，易为热毒所伤，治宜安胎清热，使胎不动，宜四物汤多加白术、砂仁、黄芩。如胎气上冲，则已为毒所伤，宜急用苎根、艾叶浓煎汤，磨槟榔浓汁急服之，并多服四物汤为妙。

当血液大亏之后，复得耗血损液之证，又恐热毒煎熬，恶露干结不行，唯以败毒清火与祛瘀生新之剂，相兼而用，宜当归、川芎、丹参、玄参、丹皮、赤芍、荆芥、桔梗、益母草。

婴儿疹夹痘出，因毒气壮盛，击动脏腑，毒趋百窍，血有余而气不足，不能密护脉络，血遂夹毒外浮，乘势而与痘齐出，宜升麻葛根汤、荆芥解毒汤（荆芥、赤芍、牛蒡子、连翘、玄参、桔梗、防风、前胡、木通、当归尾、甘草梢、天花粉）加丹参，使疹散去，痘亦自出。又有结痂后出疹者，痘之余毒未尽，又加血热，宜犀角解毒汤。

6.预防调摄

沈金鳌认为，疹没之后，必慎风寒，戒劳碌，静养三七日。至色欲一事，非七七日后断不可犯，盖疹虽已痊，余邪万不能一时即尽，使伤精丧血，欲火扇动，恐邪复乘虚肆横，致生别证。如有此患，急宜大补气血，仍兼消毒清火宜十全大补汤加减。

饮食禁忌，尤宜小心，五辛早，令生惊搐；盐醋早，令咳不止；鸡鱼早，令天行时即重出。此皆终身为患，故须切戒。

（二）乳病

沈金鳌认为，乳痛为肝气横逆，脾气消沮病。论述了乳病的病因病机及乳悬、妒乳、乳痈、乳岩、吹乳的治法。

1. 病因病机

乳房属胃，乳头属肝，人不知调养，忿怒所逆，郁闷所过，厚味所奉，以致厥阴阴血不行，遂令窍闭而不通，阳明之血壅沸，更令热甚而化脓。沈金鳌指出，女子常患此病，男子患乳病少，因为女子常损肝胃，男子常损肝肾。故乳痛为肝气横逆，脾气消沮，男宜十六味流气饮、清肝解郁汤（当归、白术各一钱，贝母、赤茯苓、白芍、熟地、山栀各七分，人参、柴胡、丹皮、陈皮、川芎、甘草各五分）。若女子乳病，有肿痛，宜牛蒡子汤。但肿硬，不痛，后微痛，宜解郁汤（陈皮、远志、生地、香附、白芍、川芎、当归、半夏、青皮、茯神、贝母、苏叶、桔梗、山栀、木通、甘草、生姜）、鹿角散。但痛不肿，宜蒲公英汁冲酒服，以渣贴患处。

2. 辨证施治

（1）乳悬

女子乳病，乳悬最重，因产后瘀血上攻，忽两乳伸长，细小如肠一般垂下，直过小腹，痛不可忍，此为危症、奇症。急用川芎、当归各一斤，浓煎汤，不时温服，再用二斤逐渐烧烟，放桌子下，令病人曲身低头，将口鼻及病乳常吸烟气，未甚缩，沈金鳌强调再用一剂，不会反复，用如圣膏贴顶上，无不愈。

（2）妒乳

由婴儿不能吮乳，或由儿口气所吹，或断乳之时，未能挤捻令尽，致乳汁停蓄；停蓄不去，与血气相搏，便结恶汁于内，始而引热坚结肿痛，手不可近，大渴引饮，便成妒乳，非痈，急忍痛挤捋之，令乳汁出，如脓状，宜连翘汤、橘皮散、胜金丹。如乳头破裂，宜人参、当归、白术、白芍、川芎、连翘、甘草各一钱。

（3）乳注

妇人产前乳汁自出，名乳注。产后不因儿吮，有乳汁自出者，多为虚，必大补以止。产后乳汁不行，由气血弱而枯涸者，当补宜通乳汤（雄猪蹄四只、通草、川芎各一两，穿山甲炒黄，十四片，甘草一钱）。由气血盛而壅阻者，当疏，宜漏芦散。乳汁虽有，却不甚多者，以妇人之乳，资于冲、任、胃三经，或素有疾在冲任，饮食不调，乳汁必少，怯弱多病，当服通经药，作羹臛以导，宜涌泉散。屡产而总无乳者，津液素亏，急服滋益药以补助，宜涌泉散中加滋补药。由气滞而乳少者宜漏芦散。有由气塞而乳少，宜涌泉散。乳汁不行，采用通利的方法，可以服用通乳汤、立效散（桔梗二钱，瞿麦、柴胡、天花粉各一钱，通草七分，木通、青皮、白芷、赤芍、连翘、甘草各五分）、通草汤。如断乳，宜麦芽末三四钱，四物汤调下。

（4）乳痈

乳痈因忿怒郁闷，或厚味太过，致厥阴之气不行，窍不得通，阳明之血沸腾于内，热甚化脓。或所乳之子，口气多热，含乳而睡，热气所吹，遂生结毒。初起时，忍痛揉令稍软，吮令汁透，自可消散，否则必成乳痈。

沈金鳌采用古人治乳痈之法，用青皮以疏肝滞，石膏以清胃热，甘草节以行瘀浊之血，瓜蒌实以消肿导毒，再加没药、角刺、橘叶、当归、金银花以少酒佐之，治实之法，宜一醉膏（甘草五钱，没药二钱半，瓜蒌一个，去皮，研，烂酒三碗，煎碗半，作两次温服。或加当归、白芷、乳香尤妙）、芷贝散。

气虚壅滞，不宜专任克伐，宜四君子汤加川芎、当归、升麻、柴胡。

若忧思伤脾，必扶脾理气，宜归脾汤加贝母、白芷、天花粉、连翘、甘草节。肝火郁结，成核肿痛，必理肝气解郁结，宜清肝解郁汤、万金一醉青、神效瓜蒌散、内托升麻汤。虚者兼补，宜托里消毒散。

初起焮痛寒热，当发散表邪。宜内托升麻汤去肉桂，加薄荷、荆芥、羌活、白芷。肿焮痛甚，当清肝解毒，宜连翘橘叶汤加柴胡。若胃气虚，或郁滞，饮食少进，急当扶胃，宜茯苓开胃散（茯苓一两，炙甘草五钱，麸积壳三钱）。若将溃时，两乳间生黑头疮，顶下作黑眼，急托里宣毒，使无内陷，宜内托升麻汤（升麻、葛根、连翘各钱半，黄芪、炙甘草、当归各一钱，牛蒡子五分，肉桂心三分，黄柏二分）。

若已溃而犹寒热不止，当疏导壅滞，宜内托十宣散。若已溃，而晡热内热，当清火解毒，宜黄连解毒汤。若过劳肿痛，宜八物汤倍人参、黄芪、当归、白术；过怒肿痛，宜八物汤加山栀。胃虚作呕，宜六君子汤加干姜、藿香。

若溃腐日久，而至传囊，唯补其元气，宜归脾汤。沈金鳌引用缪仲淳之说，指出"男子亦有患乳痈者，乃因房欲过度，肝虚血燥，肾虚精怯，不得上行所致，宜瓜蒌散、十六味流气饮"。

（5）乳岩

乳岩，为乳根成隐核，大如棋子，不痒不痛，肉色不变，其人内热夜热，五心烦热，由忧郁闷怒，朝夕累积，肝气横逆，脾气消沮而成；至五六年或七八年后，成疮陷，以其疮形凹嵌，似岩穴之状。虽饮食如常，必洞见五脏而死。此不可治。初起之时，多服疏气行血之剂，以攻散之，宜十六味流气饮或加味逍遥散。或以追风逐湿膏贴而散之。鹿角胶一味，消岩圣药，隔蒜灸也可，当以初起时选用。沈金鳌引朱丹溪治乳岩法，"用青皮四钱，水盏半，煎一盏，徐徐咽之，日一服"，言此方还应加贝母、橘叶、连翘、自然铜等药。若体弱人应酌量施治。

（6）吹乳

吹乳为乳房结核，日渐肿大，不早治，便成痈疽，出脓血，由肝胃二经郁热滞血所致。或所乳之子，膈有滞痰，口气热，含乳睡卧，热气吹入乳窍，成结核。当于初起时忍痛揉稍软，吮令汁透，亦自消散。吹乳生于产后者，名外吹乳；有生于产前，名内吹乳，而治法则同，宜芷贝散、橘皮散、立效散、神效瓜蒌散、蒲公英酒。

（三）腰痛

沈金鳌指出，腰痛为精气虚而邪客病，病因以肾虚为本，风寒湿热痰饮，气滞血瘀闪挫为标，详细地论述各种原因引起的腰痛，治法为"若有外邪，须除其邪，如无，一于补肾而已"。

1. 病因病机

沈金鳌基于《内经》"腰者，肾之府，转摇不能，肾将惫矣"的理论，说明内伤房劳，阳气虚弱，不能运动，以致腰痛；以"太阳所至为腰痛""巨阳虚，则头项腰背痛"，说明膀胱之脉，夹脊抵腰，是经虚则六气之邪客以致痛。沈金鳌认为，六气所害，惟寒湿居多。凡人精耗肾衰，则膀胱之气亦不能独足，故邪易侵犯，则肾虚是其本，风寒湿热痰饮，气滞血瘀闪挫是其标。总之，腰痛为精气虚而邪客之病。

2. 辨证论治

风痛，左右无定处，牵引两足，脉必浮，宜防风苍术汤，甚者加全蝎。一味杜仲，姜汁炒为末，酒下一钱，专治肾气腰痛，兼治风冷痛。牛膝酒亦可。

寒痛，腰间如冰，得热则减，得寒则增，脉必紧，宜姜附汤加杜仲、肉桂。如兼湿，须用寒湿兼治之剂，宜五积散（白芷、半夏、白芍、枳壳、桂枝、当归、茯苓、川芎、甘草、麻黄、陈皮、桔梗、厚朴、干姜、苍术）。

湿痛，久坐水湿，或着雨露，身重，天阴更甚，脉必缓，宜肾着汤。若夹风，宜独活寄生汤；夹寒，宜加桂枝、桃仁；夹热，宜羌活胜湿汤。

火热痛，口渴便秘，脉必洪数，宜干豆汤加天麻、川断。痰饮痛，脉必滑，宜二陈汤加天南星、香附、乌药、枳壳。若脉有力，则痰必实，宜二陈汤加大黄，或威灵仙为末，每二钱，入猪腰内煨食，以微下为度。

气滞痛，脉必沉，宜乌药顺气散（白术、白芷、青皮、茯苓、乌药、陈皮、人参、甘草）。

死血痛，转动若锥刀之刺，大便黑，小便或黄或黑，日轻夜重，脉必芤，宜调荣活络汤（大黄、牛膝、赤芍、当归、杏仁、羌活、生地、红花、川芎、桔梗）。

闪挫跌仆痛，痛必甚，宜乳香趁痛散，加全蝎效更速。如无效，必有恶血，宜四物汤加桃仁、大黄、穿山甲。

劳役负重痛，宜十全大补汤下青娥丸。阻抑失志而痛者，宜牛膝、杜仲、菖蒲、远志、茯苓、沉香、乳香。

忧郁怒伤肝痛，宜乳香、菖蒲、木瓜、酸枣仁、桂枝、当归、牛膝。牵引足膝痛者，宜续断丸。腰膝疼痛，或顽麻无力者，宜牛菟丸（牛膝、菟丝子各一两）。腰膝痛不可忍，似肾脏风毒攻刺者，宜海桐皮酒。

肾虚腰痛，不能反侧者，羊肾丸。卒然腰痛，不可俯仰，宜炙鳖甲末，酒服方寸匕，日二。腰痛日久不止者，宜丝瓜根烧存性，每末二钱，酒服，效甚捷。腰痛连环跳穴痛痹，宜沙苑子、桂枝、茯苓、桑寄生、炒枸杞子、炒茴香。腰髀环跳悉痛，脉涩，烦劳即发，下焦空虚，脉络不宣，所谓络虚则痛，宜当归身、小茴香、桂枝、木防己、牛膝、草薢、沙苑子、生杜仲。

老年腰膝久痛，牵引少腹，两足不堪步履，所谓奇经之脉，隶于肝肾为多，宜薄桂、当归、鹿角霜、肉苁蓉、小茴香、柏子仁。

3. 治疗方法

腰痛本在肾虚。若有外邪，除外邪；如无，补肾而已。虽总属肾虚，又分寒、热。脉细无力，短气溺清，为阳虚而属寒，法当温补，宜鹿茸、肉苁蓉、巴戟天、补骨脂、川椒、茴香、附子、肉桂。脉大无力，火炎便赤，是为阴虚而属热，法当滋补，宜六味丸加芍药、当归、知母、黄柏、龟板、白芍、杜仲、丹参、续断。

（四）腹痛

沈金鳌指出，腹痛与五脏相关，强调"腹痛之病，先分寒热虚实，再详虫血食痰"，详细论述了各种腹痛的治法。

1. 病因病机

沈金鳌指出，脾胃内舍心腹，肺心内舍胸膺两胁，肝内舍胠胁少腹，肾内舍少腹，腰脊、大小肠、冲任脉皆在少腹，这些部位都和腹痛有关，寒、热、食、痰、血等都会引起腹痛。

2. 辨证论治

（1）辨寒热

腹痛有寒、热。寒痛，脉沉迟，或伏，痛绵绵无增减，得寒愈甚，得热稍缓，宜干姜、肉桂、吴茱萸、草蔻仁、木香、厚朴、陈皮、甘草、香附、麦酒炒白芍，方用厚朴温中汤、桂香散。热痛，脉洪数，腹中常觉有热，时痛时止，痛处亦热，手不可近，口干舌燥，小便赤涩，肛门如烧，此为积热，宜白芍、黄连、山栀、甘草、滑石、木通，方用调胃承气汤下之，或四顺清凉饮（大黄、甘草、当归、赤芍各一钱）。

（2）辨虚实

可按属虚，拒按属实。按之痛，重按却不痛，大便利，为虚寒证，宜理中汤、桂香散。按之痛甚，手不可近，大便坚，为实热证，宜调胃承气汤。属实，宜破结疏利，因用枳实、青皮、槟榔、大黄等。治虚分气血，痛时常觉虚豁，似饥非饥，呼吸无力，属气虚，宜六君子汤加广木香。若偬偬作痛，如细筋抽引不宁，又如芒刺牵引，属血虚，宜四物汤加陈皮、木香。

（3）辨食痛

食痛脉必弦，食得寒则滞，得热则行，宜用温散法，如干姜、苍术、白芷、川芎、香附、姜汁之类，不可妄用攻下峻利药，更兼行气快气药助之，自愈。或面黄腹痛，宿食不消，吞酸腹痛，痰滞伤食，宜丁香脾积丸、平胃散加草豆蔻、枳实、半夏。

（4）辨痰痛

痰痛脉必滑，小便必不利，饱则暂止，饿则又痛，宜导痰解郁法，宜二陈汤加香附、苍术、川芎、枳实、姜汁。清痰能作痛，必胸腹有声，宜芎术散。湿痰亦作痛，阻塞气道之，宜四合汤（陈皮、半夏各钱半，厚朴、枳壳、赤茯苓、苏叶、香附、郁金各七分，甘草五分，生姜五片）。

（5）辨虫痛

虫痛不吐不泻，心腹懊恼，往来上下，痛有休止，或腹中块起，按之不见，五更心嘈，牙关强硬，恶心，吐涎沫，或清水，腹热善渴，食厚味或饱则止，面色青，白赤不定，蛔虫攻咬，面必黄，宜杀虫丸。并补充了验虫之法，面上白斑唇红，能食心嘈，颜色不常，脸上有蟹爪路，是虫痛，小儿虫痛证最多。

（6）辨瘀血

死血痛脉必涩，痛有定处，由负重努伤，由跌仆损伤，或妇人由经来瘀闭，或由产后恶露未尽等引起腹痛，宜消血饮、万灵散，或桃仁承气汤加当归、苏木、红花、童便、酒。

3. 治疗方法

沈金鳌根据辨证，灵活运用各种治法。如对于脾血虚腹痛，用补中益气法；阴浊腑阳不通，用辛热通阳法；气滞腹痛，用开通疏利法；痰积腹痛，用消痰暖心法等。具体如下：

脾血虚而痛，按之则止，治以益气补血，宜人参、炙甘草、圆龙眼、酸枣仁、麦冬、石斛、白芍、大枣。中气虚而腹寒痛，治以补中益气，宜人参、黄芪、白术、沉香、五味子、益智仁。阳气虚而络空，冷气乘之，当脐微痛，手按则止，不可破泄真气，宜茯苓、煨姜、白术、肉桂。脾阳郁伤，每痛必周身寒栗，吐涎沫而痛止，治以升阳散郁，宜半夏、厚朴、苏梗、生姜、延胡索、草果、金铃子。阴浊腑阳不通，脉沉微，腹痛，欲大便，治以辛热通阳，宜生白术、吴茱萸、高良姜、厚朴、半夏、川熟附、茯苓、小茴香、益智仁、姜汁。郁伤肝脾之络，致败血瘀留，遇劳役动怒，腹痛即发，治以辛通润血，宜桃仁、桂枝、韭白、穿山甲。营分虚寒，当脐腹痛暖气，遇冬必发，过饥动怒亦发，应温通营分，宜肉桂、当归、炮姜、茯苓、炙甘草。暑伤气分，长夏腹胀，食减，微痛，应调脾疏肝，宜人参、广皮、白芍、茯苓、谷芽、益智仁。阴毒腹痛厥逆，唇青卵缩，六脉欲绝，应宣通阳气，宜鸽子屎一合，研冲热酒一盏，澄清顿服。肾脏虚冷，气攻脐腹及两胁，痛不可忍，应祛散冷结，宜定痛丸。腹内热毒绞结作痛，甚至下血，应培土和中，宜于黄土煮数沸，去渣，暖服一二升。湿热腹痛，按之愈甚，宜升提，利小便，宜升麻、柴胡、防风、葛根、木通、黄连、黄芩、滑石、车前子。不愈，微利之，宜加熟大黄，土郁则夺之之义。久受风露积冷攻刺痛，淹延岁月，百药不效，应祛散沉寒，宜和剂抽刀散。过饮酒浆，成积作痛，应醒脾解湿，宜木香茵陈汤（茯苓、陈皮、半夏、甘草、苍术、厚朴、山楂、神曲、砂仁、草果、枳实）。伤湿腹痛，小便秘，大便泄，应宜燥湿利水，宜胃苓汤。痰积腹痛，下白物，时眩，喜热汤，脉滑，宜消痰暖内，宜星半安中丸（胆南星、半夏、香附、滑石、枳壳、青皮、木香、苍术、山栀、砂仁、茯苓、橘红、甘草）。气滞塞腹痛，大胀，脉沉，应开通疏利，宜木香顺气散。腹痛而兼呕吐，阳不得降，而胸热欲呕，阴不得升，而下寒腹痛，为升降失常，应调燮阴阳，宜黄连汤。腹脐绞痛，有时止，妨食，发欲死，应宣通气血，宜七气汤（人参、肉桂、半夏、乳香、甘草、延胡索）。绞肠痧腹痛，四肢冷急，以矾汤探吐。甚者昏倒不省人，急刺委中，或十指出血，宜藿香正气散加木香、砂仁，或以马兰根叶细嚼咽汁，或服童便立止。疝气腹痛，应通调脏气，宜腹疝汤。失血后腹痛，或连少腹，应补养营血，宜四物汤加炮姜。

沈金鳌认为，李士材治疗腹痛以白芍、甘草为主，是继承了张仲景的思路，并加以扩充，根据脉象加减药物。如"若脉缓伤水，加桂枝、生姜。脉洪伤金，加黄芩、大枣。脉涩伤血，加当归。脉弦伤气，多加白芍。脉迟伤火，加干姜。绵绵痛欲热手按，脉迟者，寒也，香砂理中丸"。沈金鳌治疗腹痛，以黑神丸（胡芦巴、石菖蒲各四钱，皂角去皮、弦，二钱面糊丸，每服一钱半）为主，无不效。

沈金鳌认为，腹鸣、腹中狭窄、腹麻、腹水、腹胀，也为腹病。

腹鸣。沈金鳌基于《内经》理论，认为腹鸣为中气不足，脾气虚，属土病。治疗选用平胃散。脏寒有水亦能鸣，宜五积散。火欲升，水欲降，亦相击而多鸣，宜二陈汤加黄芩、黄连、山栀。

腹中窄狭。肥人之湿痰流灌脏腑，宜二陈汤加苍术、香附。瘦人则由湿热熏蒸脏腑，宜二陈汤加苍术、黄连。虽为痰为热不同，但本在湿，朱丹溪用苍术，能燥湿。神昏性躁，心神不敛者，宜二陈汤加远志、麦冬、酸枣仁。兼血虚气弱者，宜六君子汤加川芎、当归，能除湿利气，使升降自如。

腹皮麻顽或痛。凡人夏月洗浴后，往往露腹当风，其腠理开，邪因入皮毛，适与卫气相值，因搏击而为麻顽不仁。宜多煮葱白食之，自愈。肾虚不能行水，加以喜食酒面，酒与水交聚腹中，而面毒复缠滞其气，故水渗于腹皮而作痛。必先疏泄大便，宜以钱氏宣风散，蜜水煎，送下神保丸。后令脾肾气复，宜以青木香丸一分，安肾丸二分，用二陈汤空心下之。

涌水证。沈金鳌论述腹中有水，即《内经》所言"涌水"，为肺移寒于肾，按之腹不坚，水气客于大肠，疾行则鸣，灌灌如囊裹浆水，治疗选用葶苈丸。

腹皮引急或硬。脾气素虚，又伤风与食，交固不散，日久而腹皮渐急而坚硬，即俗名单腹胀，以四肢不胀，单腹胀，宜调中健脾丸。

对少腹痛的辨治做了论述，如痛而喜按为虚，宜温补汤。痛不可按，为实，宜温气汤。痛而小便不利，为湿热，宜五苓散加大黄、滑石。痛而胀急，小便反利，为死血，宜和血汤。痛连阴茎，按之则止，为肝血虚，宜补血清热，用当归、生地、白芍、艾草、牛膝、麦冬、丹皮、童便、甘菊，有汗加人参、黄芪、酸枣仁、五味子。痛如绞急，不可忍耐，小便如淋，服药不效，酒欲过度，宜黄芩、木通、甘草三味，煎服立止。痛而按之有块，时胀闷，其痛不移处，病血已久，宜延胡索、肉桂、香附、当归尾、桃仁、砂仁。

沈金鳌

后世影响

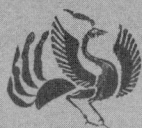

沈金鳌积数十年之功，采集前人之说，探理明义，参以实践经验，修正考订，编成《沈氏尊生书》，其医学学术思想对后世影响较大，现总结如下。

一、历代评价

（一）其人

1. 治学严谨，讲究实效

朱锦善在《儿科心鉴》中，评价沈氏严谨治学，务在求实。朱锦善根据沈金鳌《幼科释谜》自叙所述，谈到沈金鳌因学医时未曾随老师亲临痘疹患者家中，也未曾听到老师关于痘疹的讲授，并且当时已有不少名家撰有痘科专著，所以其书中不再写这方面的内容。指出这种实事求是，扬长避短的治学精神，确实是令人钦佩的。朱锦善赞誉沈金鳌治学严谨，凡事必求其详，治病务求其效。

徐荣庆认为，沈金鳌对小儿疾病的辨证治疗非常严谨，其小儿虽热病为多，然并非皆伤寒之类，即使小儿热病真属伤寒一证，治虽同大人无异，然小儿伤寒多见惊惕积食，故即用六经分治之剂，其中必兼去积消食之品，方可奏功。这些都体现了其治学严谨的态度。

2. 尊生修身，品德高尚

侯又白在《古代名家养生法》中，论及沈金鳌尊生爱生、品德高尚。通过沈金鳌所云："盖以人之生至重，必知其重而有以尊之。"号召庶民自尊自爱，学习养生，习以气功，富国强民。在《沈氏尊生书》中，向人们介绍了不少养生之术，并详细讲述了气功疗法。

（二）其书

《杂病源流犀烛》中，几乎每个疾病所论，都被后世医家单书健等录入了《古今名医临证金鉴》；现代医家朱锦善于2007年在《儿科金鉴》中高度评价了沈金鳌的著作《幼科释谜》。在医学方面，自谓须"必得所传授，亲习其事"，"皆确凿可据"者然后笔之于书。不作浮光掠影之谈"及臆测附会之语"。沈金鳌不是专工儿科，但对儿科有深刻的研究。他认为，小儿脏气未全，不胜药力，故提出"勿轻易投药"，"用药亦不可太猛"等主张。临证用药"一以中和当病为归，不敢偏于攻补凉热"。这些认识是都很正确，是实践经验的总结，也是儿科医生应当注意的。

刘柏龄在《中医骨伤科各家学说》中，评价沈金鳌对于温凉补泻不存成见，并注重温补且有发展；《杂病源流犀烛》中的跌仆闪挫源流及症治、金疮杖伤夹伤源流及杖伤夹伤症治，对骨伤科病证的诊治有一定贡献。顾一群评价沈金鳌著作刊印后广为流传，医界称为"学医之津梁"；尤其是《杂病源流犀烛》涉及多种疑难杂症，论述精当，论治周详，一时成为海内外行医者案头必备医书之一。

王伯岳等在《中医儿科学》中，评价《幼科释谜》是清代较好的一部儿科书。指出本书总结、汇集儿科诊法，其次为初生疾病，然后为惊风、疳积、黄疸、吐泻、痢疾、感冒、咳喘以及丹毒、五官等各类病候24门，后2卷为诸病应用方。理法方药，大体具备。沈金鳌于每一章节之首，冠以四言韵语，以阐明其义理，便于学者诵读记忆，掌握应用。然后列举前人有关这一问题的论述，加以论证。其目的是，"要皆择其至精至当，归于一是"，而达到能够使之"以相发明"的作用。

叶怡庭评价《妇科玉尺》虽未及武之望《济阴纲目》全面，但沈金鳌较之武之望有更多自己的见解，其间并有不少精义。因此，本书不失为有参考价值的妇产科学专著，可视为授予妇科工作者的"玉尺"。马小娜等认为《妇科玉尺》取材广泛，体例完备，对月经病的病因、病机、治法、方药等作了精当的论述，论述月经诸病证治，平正可法，示人以规矩准绳，提供规范，对当今妇科临床有很好的指导价值。

陈梦赉评价沈金鳌临证因病用方，对于温凉补泻不存成见，较之专事温补的张璐之辈，似乎略胜一筹。故其叙述每病方药治法时，必附导引运功之法，以养气理气。对于健身之术和预防医学都有一定贡献。

二、后世发挥

沈金鳌的医学著作，后世予以注释者有 7 种，收载其著作内容的书籍有 170 多种。如 1999 年杨金生主编的《中风病防治研究》，广州人民出版社 1999 年樊友平等主编的《中华性学观止》，陕西科学技术出版社 1992 年孙文奇主编的《中国历代名医集录》，人民军医出版社 2007 年姚乃礼主编的《古今名医临证精华》，中国中医药出版社 1999 年单书健等主编的《古今名医临证金鉴》，科学技术文献出版社 2012 年田元祥主编的《中华名医名方大全专家指导版》，2013 年《古今名医临证系列丛书》22 册等，皆有其著作内容。

沈金鳌在医学方面，对于后世的影响可谓源远流长，近代部分医史诸书，有关沈氏生平及其著述的专论，都局限在对其版本的注释，其学术思想和临证经验片面的穿插在某些专论中。笔者整理了当代医家、学者，对沈金鳌学术思想及临证经验的研究文献，其中在多方面有所发挥。

（一）内科

现代有关沈金鳌内科学术思想研究的资料较多，但大部分是针对某个病的具体研究。例如：韩萍认为，沈金鳌重视体质在中风发病中的作用，注重多种形式的辨证相结合，探讨中风的证候分类；在治疗上，将临床实践与中医理论相结合，遣方用药独到，用于临床行之有效。总结其治中风大法，必先顺气，以表里、阴阳、气血、脏腑为纲，精当辨证。提出沈金鳌治肺，调气为先，也兼养血。指出历代医家治肺者，主张调气求阴者众，而养血化瘀者鲜，而沈金鳌对肺脏血病有独到见解，言"血生于脾，统于心，藏于肝，宣布于肺，根于肾"。韩运琪指出沈金鳌治喘共计 24 方，其中健脾补肾之剂达 13 首，占 1/2 强，充分反映出其肺病求诸脾肾的思想。邹宏强从沈金鳌的医论和所载方剂组成，指出其重视全身脏腑的调节，注重肺脾肾三脏，兼顾其他脏腑。邝卫红慢性黄疸病程长，久病则虚，临证多有脾胃、气血亏虚之表现，如口淡、畏寒、大便溏烂等，沈氏认为应当用健运脾胃、补益气血之法治疗，喜用参术健脾汤或人参养荣汤治疗。并罗列了沈氏黑丹方、参术健脾汤方剂。

（二）外科

王禹峰指出，沈金鳌认为跌仆闪挫引起的损伤，虽伤在皮肉筋骨，但势必由外侵内，伤及经络脏腑，所以内治与外治结合，重视活血行气，重视经络脏腑，这对伤科的治疗，颇有指导意义。如《杂病源流犀烛·卷三十·跌仆闪挫源流》，认为此类损伤，必因气壅而致血凝，虽是由外侵内，而经络脏腑为之俱伤，故有内伤一名。其言内而不言外，明乎伤在外而病必及内，其治之法亦必于经络脏腑间求之，而为行气，为之行血，不是徒从外涂抹之。荣显认为，沈金鳌旨在强调中医内治法在骨外伤疾病中的重要性，切莫忽视；尤其挫伤患者，受伤时往往不出现疼痛，常常是过几小时或翌日才显，且不敢活动，如不即时服药，会贻误病情。马春涛从沈金鳌《杂病源流犀烛》中，分析其对骨性关节炎类似病变的相关论述，探讨其对骨性关节炎防治的指导意义，认为本病的防治均不应局限于局部关节，要着眼整体，注重全身气血，筋骨并重，肝肾同治，内外结合，控制病情发展，达到最佳防治效果。认为《杂病源流犀烛》中，沈金鳌提示治病求本，注重全身气血，所以骨性关节炎应综合治疗为主，是内外结合，在整体调养气血、培护正气、筋骨并重的基础上，再依局部具体病证分别散寒化瘀、祛风除湿、舒筋活络的系统治疗过程

（三）妇科

沈金鳌的妇科学术思想，主要体现在《妇科玉尺》中。这是一部颇有影响的临床实用妇科专著。沈金鳌临证经验丰富，精通内外妇儿各科，特别在妇科治疗方面多有创见。沈金鳌论述月经诸病证治，平正可法，示人以规矩准绳，提供规范，且有论有方，取舍精当，议论中肯。

马小娜认为，沈金鳌对于月经病，注重情志因素致病，辨治不拘一法；重视经闭、气滞、血枯病机；以瘀血、痰湿为月经病重要致病因素；辨证精审，善于调理脾胃；遣方灵活，四物为基。这些论述对妇科临床有很好的指导作用。

在生育方面，王全利指出，沈金鳌强调生育关系到男女双方，重视父母体质强弱。其曰："父少母老，产女必赢；母壮父衰，生男必弱。"并针对父母体质较弱者所生孩子，也提出了治疗方法及注意事项。言"补赢女则养血壮脾，补弱男则壮脾节欲。赢女宜及时而嫁，弱男宜待壮而婚"。沈金鳌赞同受孕要注意时机，认为过期则"子宫之气闭"而不受胎。沈金鳌对求嗣，提出"男养精，女养血"，并引万全所言"求子者，男当益其精而节其欲，使阳道之常健；女当养其血而平其气，使月事之时下"。指出孕育之机理，男方强调精液充沛正常；女方强调月经按期来潮，这符合临床实际。虽受时代影响，《妇科玉尺》中掺杂了一些封建迷信色彩，但沈金鳌在治疗不孕不育方面所提出的学术观点仍具有一定的科学性，对于当今临床仍有较高的应用价值。

（四）儿科

尹淑香认为，沈金鳌在儿科方面继承了前人的经验，融合了自己观点，扬长避短，实事求是；其治学严谨，从求实出发，纠医者病家之偏。例如：沈金鳌发现，当时病家重惊轻泻，医家重泻轻惊，便提出了自己的意见。近代恽树珏受沈氏惊风之说启发，复列《惊风成方说》分甲乙两篇，甲篇列惊风成方二十一首，乙篇列惊风成方十五首，后者为善后之方，唯善后调理之法。著名现代儿科学家赵心波治疗癫痫常用成药有定搐化风锭和医痫无双丸，原方分见王肯堂《幼科准绳》和沈金鳌《杂病源流犀烛》。

（五）养生

侯又白赞颂沈金鳌尊生、爱生，指出《沈氏尊生书》向人们介绍了不少养生之术，并详细讲述了气功疗法。马福荣指出沈金鳌提倡气功导引，认为可以劫病延年，足补方药之所不及。如沈金鳌论述诸气源流时说："百病之生，皆为气之滞涩，药物之外，更加调养，则病可劫而生可延。"其言"引导，运动，本养生家修炼要诀。但欲长生，必先劫病，其所导所动，皆属劫病之法"。故其叙述每病方药治法时，必附导引运功之法，以养气理气。但也有主观臆测之言。

综上所述，沈金鳌治学严谨，重于实践，善于总结，博采众长，其著作理法方药俱备，颇具实用价值。对中医理论、诊法、内、儿、妇各科临床证治均有论述，条理井然。强调对温补、寒攻不存偏主，而是因病投药，对临床各科都有参考意义。其学术思想特点是：广征博引，主要学术思想源于《内经》；诊断上重视脉法，以脉取证；崇尚尊古，不拘泥古；对于妇科注重情志，善调气血；治疗重视脾胃、兼顾理气贯穿各科；预防倡导气功导引，预防养生；用药根据三焦、六经、岁起等灵活加减，并适当加用引经药，在继承中自己创制自制方。《沈氏尊生书》对于传承古代医家精华起到了关键性作用，对于中医临床有重要的参考价值。

沈金鳌

参考文献

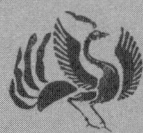

［1］王新华.中医历代医论选［M］.江苏：南京科学技术出版社，1983.

［2］天津中医学院.中医学解难——各家学说分册［M］.天津：天津科学技术出版社，1986.

［3］万全.幼科发挥［M］.武汉：湖北科学技术出版社，1986.

［4］陈梦赉.中国历代名医传［M］.北京：科学普及出版社，1987.

［5］陈复正.幼幼集成［M］.北京：人民卫生出版社，1988.

［6］马福荣，李云翔.中国历代医药学家荟萃［M］.北京：中国环境科学出版社，1989.

［7］吴少祯.中国儿科医学史［M］.北京：中国医药科技出版社，1990.

［8］卢祥之.历代名医临证经验精华［M］.重庆：科学技术文献出版社重庆分社，1990.

［9］张奇文.初生儿病证［M］.济南：山东科学技术出版社，1990.

［10］王肯堂.证治准绳［M］.北京：人民卫生出版社，1991.

［11］孙文奇.中国历代名医集录［M］.西安：陕西科学技术出版社，1992.

［12］龚廷贤.寿世保元［M］.北京：人民卫生出版社，1993.

［13］吴谦.医宗金鉴［M］.北京：中国中医药出版社，1994.

［14］张介宾.景岳全书［M］.北京：中国中医药出版社，1994.

［15］江育仁，张奇文.实用中医儿科学［M］.上海：上海科学技术出版社，1995.

［16］沈金鳌著；张慧芳、王亚芬点校.妇科玉尺［M］.北京：中医古籍出版社，1996.

［17］巢元方著；黄作阵校. 诸病源候论［M］.沈阳：辽宁科学技术出版社，1997.

［18］孙思邈著；李景荣校.备急千金要方校释［M］.北京：人民卫生出版社，1998.

［19］朱锦善.儿科临证50讲［M］.北京：中国中医药出版社，1999.

［20］侯又白，丁青艾.古代名家养生法［M］.北京：团结出版社，1999.

［21］樊友平.中华性学观止［M］.广州：广州人民出版社年，1999.

［22］田思胜.沈金鳌医学全书［M］.北京：中国中医药出版社，1999.

［23］单书健.古今名医临证金鉴［M］.北京：中国中医药出版社，1999.

［24］江一平.古医籍各家证治抉微［M］.北京：中医古籍出版社，2000.

［25］郭振球.郭振球临床经验辑要［M］.北京：中国医药科技出版社，2001.

［26］朱锦善.儿科心鉴［M］.北京：中国中医药出版社，2007.

［27］吴弥漫.内经答问［M］.北京：人民卫生出版社，2007.

［28］朱锦善.儿科心鉴［M］.北京：中国中医药出版社，2007.

［29］高修安.沈金鳌幼科思想探微［C］.第24届全国中医儿科学术研讨会，中医药高等教育儿科教学研讨会，儿科名中医讲习班论文汇编.2007.

［30］夏小军.夏小军医学文集［M］.兰州：甘肃科学技术出版社，2007.

［31］姚乃礼.古今名医临证精华［M］.北京：人民军医出版社，2007.

［32］钱乙.小儿药证直诀［M］.北京：人民军医出版社，2008.

［33］石学敏，戴锡孟，王键.中医内科学［M］.北京：中国医药出版社，2009.

［34］刘百祥.中医儿科学［M］.北京：人民卫生出版社，2010.

［35］张岱年.中国哲学大辞典［M］.上海：上海辞书出版社，2010.

［36］田元祥.中华名医名方大全专家指导版［M］.北京：科学技术文献出
　　　版社，2012.

［37］肖莹，王伟彪，毕华奋，等.睡眠障碍［M］.北京：中国医药科技出
　　　版社，2013.

［38］吕靖中，张鸣钟.燃照汤［J］.河南中医，1982（5）：45.

［39］郭振球.《杂病源流犀烛》的学术成就［J］.吉林中医药，1981，4
　　　（26）：56-59.

［40］颜德馨.脾统四脏之我见［J］.铁道医学，1983，3（11）：170-171.

［41］韩运琪.沈氏《杂病源流犀烛》治肺特色［J］.中医药研究，1987（6）：
　　　18-19.

［42］沈敏南.《伤寒论纲目》评述［J］.四川中医，1987（7）：4-5.

［43］王坤山.论调肝治乳病［J］.新疆中医药，1987（4）：9-11.

［44］胡龙才.沈金鳌抗老经验举隅［J］.江苏中医杂志，1987（8）：43-44.

［45］陈长武.《沈氏尊生书》"白藓皮汤"出处考［J］.吉林中医药，1990，
　　　39（5）：45.

［46］尹淑香.《幼科释谜》学术思想浅析［J］.四川中医，1994（10）：
　　　13-14.

［47］任现志.元代儿科医家曾世荣的学术贡献［J］.中医文献杂志，2001
　　　（2）：13.

［48］韩萍.沈金鳌治中风学术思想浅析［J］.新中医，2006，38（1）：
　　　11-12.

［49］马春涛.《杂病源流犀烛》看骨性关节炎的预防与治疗［J］.亚太传
　　　统医药，2009，5（10）：143-144

［50］王全利.《妇科玉尺》治疗不孕不育学术思想初探［J］.江西中医学
　　　院学报，2009，21（5）：13-14.

［51］张品，李岩，艾明媚，等.《痧胀源流》评价［J］.针灸临床杂志，2010，26（1）：63-64.

［52］王全利.《妇科玉尺》关于情志与妇人病证的关系探析［J］.山东中医药大学学报，2010，34（2）：163-164.

［53］马小娜，闫军堂，刘晓倩《妇科玉尺》治疗月经病学术思想探析［J］.辽宁中医药大学学报，2011，13（9）：90-91.

汉晋唐医家（6名）

张仲景　王叔和　皇甫谧　杨上善　孙思邈　王　冰

宋金元医家（18名）

钱　乙　成无己　许叔微　刘　昉　刘完素　张元素

陈无择　张子和　李东垣　陈自明　严用和　王好古

杨士瀛　罗天益　王　珪　危亦林　朱丹溪　滑　寿

明代医家（25名）

楼　英　戴思恭　王　履　刘　纯　虞　抟　王　纶

汪　机　马　莳　薛　己　万密斋　周慎斋　李时珍

徐春甫　李　梴　龚廷贤　杨继洲　孙一奎　缪希雍

王肯堂　武之望　吴　崑　陈实功　张景岳　吴有性

李中梓

清代医家（46名）

喻　昌　傅　山　汪　昂　张志聪　张　璐　陈士铎

冯兆张　薛　雪　程国彭　李用粹　叶天士　王维德

王清任　柯　琴　尤在泾　徐灵胎　何梦瑶　吴　澄

黄庭镜　黄元御　顾世澄　高士宗　沈金鳌　赵学敏

黄宫绣　郑梅涧　俞根初　陈修园　高秉钧　吴鞠通

林珮琴　章虚谷　邹　澍　王旭高　费伯雄　吴师机

王孟英　石寿棠　陆懋修　马培之　郑钦安　雷　丰

柳宝诒　张聿青　唐容川　周学海

民国医家（7名）

张锡纯　何廉臣　陈伯坛　丁甘仁　曹颖甫　张山雷

恽铁樵